眼底疾病
——问题导向学习手册

Case interpretation of ocular fundus diseases
A problem-based learning handbook

主　编　陈有信

副主编　韩若安　王尔茜

编　者　陈露璐　杜　虹　李东辉

　　　　原铭贞　张碧磊

科学出版社

北　京

内 容 简 介

本书通过模拟临床眼科眼底疾病诊疗场景，从患者就诊的主诉、临床检查等方面步步设疑，提出问题，进而引导该病如何诊断，如何鉴别诊断，如何治疗，最后逐一解答，完整地还原临床眼病诊疗全貌。本书共介绍了 77 例眼底病例，包含了各类临床常见眼底疾病，如先天性异常疾病、玻璃体疾病、视网膜血管性疾病、脉络膜疾病、视神经疾病、眼底肿瘤、全身疾病眼底表现等。全书图文并茂，问答内容重点突出，适合各类眼科专业医学生及眼科医生阅读，可帮助他们快速掌握眼底病相关表现及治疗策略。

图书在版编目 (CIP) 数据

眼底疾病病例精解：问题导向学习手册 / 陈有信主编. —北京：科学出版社，2019.7
ISBN 978-7-03-061599-2

Ⅰ. ①眼… Ⅱ. ①陈… Ⅲ. ①眼底疾病—病案—分析 Ⅳ. ① R773.4

中国版本图书馆 CIP 数据核字（2019）第 113309 号

责任编辑：王灵芳 / 责任校对：张怡君
责任印制：赵 博 / 封面设计：华图文轩

科学出版社 出版
北京东黄城根北街 16 号
邮政编码：100717
http://www.sciencep.com
北京建宏印刷有限公司印刷
科学出版社发行 各地新华书店经销
*
2019 年 7 月第 一 版　　开本：880×1230　1/32
2024 年 4 月第六次印刷　　印张：7 1/2
字数：168 000
定价：78.00 元

（如有印装质量问题，我社负责调换）

主编简介

陈有信，北京协和医院眼科常务副主任，教授，博士生导师。中华医学会眼科学分会常务委员，中国医师协会眼科医师分会顾问，北京医师协会眼科专科医师分会会长，海峡两岸医药卫生交流协会理事兼眼科学专业委员会副主任委员及黄斑病学组组长，中国老年保健协会眼保健专业委员会主任委员、中国老年医学会眼科分会常委兼秘书长，中国微循环学会眼微循环专业委员会副主任委员等。《中华眼科杂志》《中华眼底病杂志》《中华实验眼科杂志》等杂志编委。1986 年及 1989 年分别获第三军医大学医疗专业学士学位和眼科硕士学位，1996 年获中国协和医科大学眼科博士学位。1999～2001 年在美国南加州大学 Doheny 眼科研究所做视网膜博士后研究。作为合作研究者完成的"泪液学临床及实验研究"获得国家科学技术进步奖二等奖、"肝细胞生长因子对 RPE 细胞的调节"获全国中青年眼科学术会议优秀论文金奖。主持多项国家自然科学基金、首都发展基金、首都发展创新基金等研究项目。参与《眼底病学》等十几部专著的写作，共同主编了《视网膜色素上皮基础与临床》《荧光素眼底血管造影》《常用眼底病检查技术》。翻译出版了《白内障诊治》《视网膜血管性疾病》《视网膜（第 4 版）》第一卷。发表各类眼科学术文章 70 多篇。2004 年被授予中华眼科学会奖，2008 年授予亚太眼科学会"杰出服务奖"，2015 年获"中国优秀眼科医师奖"，2016 年获得亚太眼科学会"成就奖"，2018 年获海外华人视觉与眼科研究协会颁发的"杰出领导力奖"。

序

眼底疾病是眼科疾病当中涉及范围广且与全身疾病密切相关的一类疾病，由于其复杂性及多样性，眼科医师对其进行学习掌握可能存在一定困难。近年来，由于眼底影像学检查方式的飞速发展及抗血管内皮生长因子等治疗方式的应用，眼底疾病的诊断和治疗有了长足进展。因此，对眼底疾病进行深入剖析，结合临床表现及各种辅助检查方式明确疾病诊断、梳理疾病的临床表现及治疗具有重要意义。

本书以北京协和医院眼科眼底专业组积累的典型眼底病病例为基础，通过还原临床诊疗过程的方式，针对疾病的临床表现、诊断、鉴别诊断、治疗方式设置问题，并逐一作答，旨在帮助医学生及年轻眼科医生学习眼底疾病，从而快速并深入地掌握眼底疾病的诊疗思路。这种学习方式是"problem-based learning（PBL）"的一种，即以问题为导向的学习，在医疗领域是指通过临床病例对疾病进行学习，更加直观和高效。

在本书编写过程中，得到北京协和医院眼科眼底专业组各级医生、技术员的大力支持，精选出典型病例 77 例，每例均配有图片，对每个病例进行深入的分析，并将临床经验及文献复习相结合，对各类常见眼底疾病进行阐述。本书适合眼科住院医师、研究生及低年资医师阅读。相信通过阅读本书，读者可以对眼底疾病有较为深入的了解和认识。当然，随着眼底检查技术的进展和发病机制研究的深入，对很多眼底疾病的认识会有不断的更新，因此，以前的认识和概念可能随之改变，加之水平有限，谬误之处在所难免，敬请指出，以便再版时更新、更正。

陈有信

北京协和医院眼科

2019 年 4 月

前　言

清晰、规范的临床诊疗思路是眼科临床医师规范化培训的重要内容。眼底疾病种类繁多，疾病鉴别诊断复杂，往往是年轻医生学习的重点和难点。

本书希望以病例为单元，模拟临床工作中的场景，针对患者的主诉、体征、辅助检查等设置不同问题，为读者有层次地展现一个个真实的临床场景，启发读者思考，对疾病进行鉴别诊断，帮助读者掌握眼科基本检查的重要内容，加深读者对眼科常见眼底疾病的理解，帮助读者培养缜密的临床诊疗思维。同时，每个疾病的治疗部分也力求精简，为读者提供简洁明了的治疗原则。本书涵盖了眼科近百种常见或典型眼底疾病，提供了大量珍贵的有代表性的影像图片，希望能成为广大眼科医生，尤其是年轻医生、研究生、进修医生常翻常新的参考书。

本书是编者参阅大量临床资料，从海量图片中精心挑选出最具代表性的照片精心编写而成。编写过程中也得到了北京协和医院多位专家和前辈的指导和帮助，在此表示衷心的感谢，同时也感谢北京协和医院荧光造影室杜虹和李东辉老师。

由于编者水平及客观条件所限，书中所涵盖的病种有限，图片数量和质量有不足之处，衷心请广大眼科同道不吝赐教；书中若存在错误或不足之处，也恳请各位眼科同道指正，以期不断进步。

编　者
2019 年 4 月

目　录

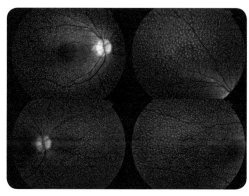

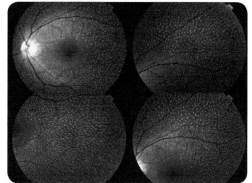

【病史描述】

    13岁女性，因夜间视物模糊就诊。查体双眼BCVA1.2，视野、色觉正常。

1. 该患者眼底有何异常？
2. 可能的鉴别诊断有哪些？
3. 该患者可能的诊断是什么？还需行哪些辅助检查？

1. 双眼眼底黄斑区以外遍布圆形及类圆形白点，大小及分布较均匀。

2. 白点状视网膜变性，眼底白色斑点（眼底白点症），Bietti结晶样视网膜病变等。

3. 白点状视网膜变性与眼底白色斑点仍需鉴别，因白点状视网膜变性在病程早期视力、视野及眼底血管均可正常。白点状视网膜变性与*RHO*、*RLBP1*、*RDS*等基因突变相关，而眼底白色斑点则与*RDH5*、*RLBP1*、*RPE65*等基因突变相关。

   需进一步完善EOG、ERG及暗适应检查，两种病变均可发现异常。但眼底白色斑点当延长暗适应时间后EOG、ERG可恢复正常，可供鉴别。

【眼底检查图像】

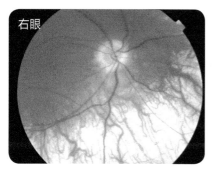

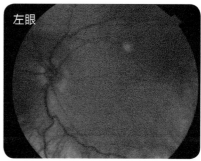

【病史描述】

22 岁男性，因双眼显著畏光、流泪就诊。父母近亲结婚，患者既往体弱多病，易发热、感染，牙齿常出血，身体易出现淤伤。较家庭其他成员皮肤白，日晒后发红，毛发黄。自幼双眼视力低下，矫正不能提高。曾诊断为"弱视"，配镜治疗多年无明显效果。

1. 如何描述该眼底表现？

2. 最可能的诊断是什么？诊断依据是什么？

3. 该病如何分型？

4. 该病如何治疗？

1. 右眼底周边视网膜色素缺失，视网膜、脉络膜血管以白色巩膜为背景明显可见；左眼底呈鲜红色，周边视网膜色素减少，视网膜血管不能围绕中心凹，脉络膜血管可见，黄斑及中心凹不可见。

2. 白化病相关综合征。

   诊断依据：患者有眼、皮肤和毛发的白化病症状，严重的免疫缺陷、出血倾向，且父母近亲结婚，符合眼皮肤白化病的诊断标准。

3. 分型

   （1）眼白化病：临床表现只有眼睛色素沉着不足，常为X连锁隐性遗传，女性携带者可能有虹膜局部透照和周边视网膜斑状色素缺失。常染色体隐性遗传中，男女受影响程度相当。

   （2）眼皮肤白化病：常染色体隐性遗传，毛发、皮肤、眼部色素减少。

   （3）白化病相关综合征：常染色体隐性遗传，以严重免疫功能缺陷、程度不等的眼皮肤白化病表现、出血倾向、反复化脓性感染等为主要特点。

4. 目前尚无有效治疗方法，但眼科医生需注意以下几点：①及时治疗弱视可减轻眼球震颤；②及时矫正屈光不正，早期可使用双焦点眼镜来弥补调节功能减退；③对于严重斜视患者和眼球震颤造成头位异常的患者可行眼肌手术；④防止紫外线照射，可戴避光眼镜；⑤遗传学咨询。

【眼底检查图像】

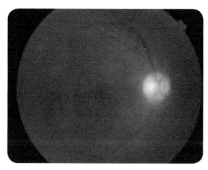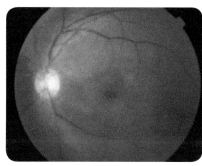

【病史描述】

39 岁男性，因右眼视力下降半年、左眼视力下降 20 天前来就诊。裂隙灯检查：双眼灰白细小 KP（＋），浮游体（＋），房水闪辉（＋），右眼虹膜部分后粘连。彩色眼底照相图片如上图。

1. 该患者可能的鉴别诊断有哪些？
2. 需要补充哪些病史？
3. 患者需要行哪些辅助检查？

【补充信息】

口腔溃疡反复发作，平均每月 1 次。生殖器溃疡偶发。皮肤针刺试验（＋）。

FFA：可见视网膜血管弥漫性荧光素渗漏伴管壁着染，视乳头荧光素渗漏也较显著，见下图。

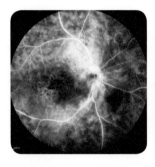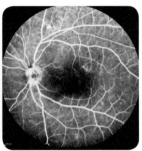

OCT 见下图。

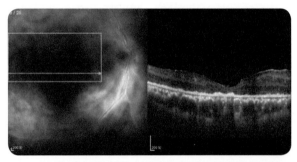

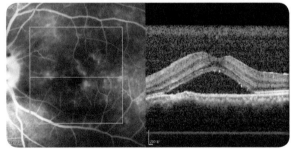

4. 患者诊断为何病？其病诊断标准是什么？

5. 该病如何治疗？

6. 眼部有何并发症？

1. 白塞病，伏格特-小柳-原田综合征（VKH），交感性眼炎，感染性眼内炎，强直性脊柱炎，结节病，莱姆病，Reiter综合征，伪装综合征等。

2. 平日有无口腔溃疡、生殖器溃疡，皮肤黏膜有无异常，既往注射部位针眼有无红肿，有无关节肿痛，有无眼部外伤史或内眼手术史，发病前有无颈强直、发热、头痛、耳鸣，有无毛发颜色改变，有无全身风湿免疫及肿瘤病史等。

3. FFA，OCT，全身检查包括皮肤针刺试验、血尿常规、感染疾病筛查、血生化、红细胞沉降率、类风湿因子、抗链球菌溶血素O、病毒血清检查、X线胸片等。

4. 白塞病。诊断标准如下：

   （1）1年内至少复发3次口腔溃疡。

   （2）以下4项符合两项即可确诊：①眼葡萄膜炎；②多形性皮肤损害；③复发性生殖器溃疡；④皮肤过敏反应试验阳性。

5. 全身应用糖皮质激素联合免疫抑制剂。近年来生物制剂如抗肿瘤坏死因子（TNF）治疗也取得良好效果。对于前葡萄膜炎可采用局部糖皮质激素、睫状肌麻痹剂和非甾体抗炎药点眼。

6. 并发性白内障、继发性青光眼、视网膜新生血管和视网膜毛细血管无灌注、黄斑水肿等。

【眼底检查图像】

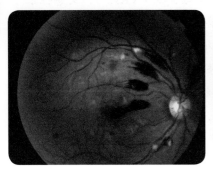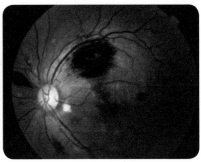

【病史描述】

25 岁女性，于我院血液科就诊，目前住院治疗。因近期双眼视物模糊至眼科会诊。

?

问 1. 该患者眼底有何异常？

2. 可能的鉴别诊断有哪些？

3. 患者可行的辅助检查有哪些？

4. 该患者的诊断为何？该病有何特点？

5. 该病应该如何治疗？

【补充信息】

患者于血液科经骨髓穿刺确认为白血病。

1. 双眼视网膜静脉充盈、扩张，部分节段呈现腊肠状，视网膜轻度水肿，浅层及深层出血（右眼累及黄斑区），并可见含白色中心的梭形出血斑，散在棉絮斑，视网膜表面可见多处白色渗出。

2. 高血压性视网膜病变，糖尿病视网膜病变，视网膜静脉阻塞，眼缺血综合征，白血病眼底改变，放射性视网膜病变，黄斑中心凹旁毛细血管扩张，视网膜静脉周围炎等。

3. OCT，OCTA，必要时行FFA。

4. 因患者白血病诊断明确，且血糖、血压无异常，考虑白血病相关性视网膜病变。其眼底改变主要与贫血、血小板减少、白细胞总数及不成熟白细胞比例增加相关。重要眼底改变包括视网膜出血、棉絮斑、视乳头水肿、静脉白鞘、视网膜白色渗出等。

5. 白血病相关性视网膜病变通常可反映全身病情。眼部可对症治疗，积极治疗原发病。

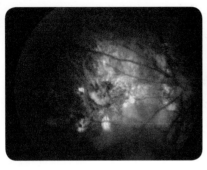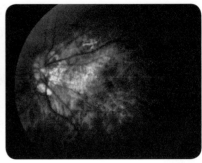

【眼底检查图像】

【病史描述】

    34 岁女性，自幼近视，因近年来矫正视力逐渐下降前来就诊。

?
问
1. 该患者眼底所见有何异常？
2. 需要补充哪些病史？
3. 患者需行哪些辅助检查？

【补充信息】

FFA 见下图。

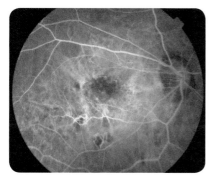 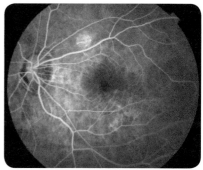

4. 患者的诊断及鉴别诊断为何?

5. 该病主要并发症有哪些?

6. 该病应该如何治疗?

1. 双眼豹纹状眼底，竖椭圆状视盘、周边近视弧，后巩膜葡萄肿，后极部弥漫性脉络膜视网膜萎缩及局部萎缩区，Fuchs斑。

2. 屈光度及其变化情况，既往最佳矫正视力及变化情况，亲属的屈光状态。

3. 睫状肌麻痹验光查最佳矫正视力。OCT检查黄斑区视网膜结构，必要时行OCTA及FFA明确有无继发脉络膜新生血管。角膜地形图除外圆锥角膜，眼轴测量，B超明确后巩膜葡萄肿情况。

4. 双眼病理性近视。需除外点状内层脉络膜病变、急性区域性隐匿型外层视网膜病变、继发性CNV等。

5. 病理性近视可引起多种并发症。后节并发症主要包括：玻璃体变性、黄斑裂孔、黄斑部视网膜劈裂、周边视网膜裂孔、视网膜脱离等。此外，高度近视可并发核性白内障，亦是原发性开角型青光眼的危险因素。超高度近视、屈光参差患者，可并发斜视、弱视、眼球震颤等。

6. 尚无有效治疗，主要针对并发症进行治疗。

【眼底检查图像】

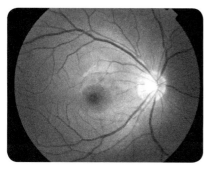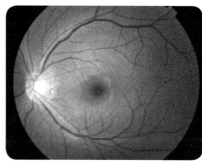

【病史描述】

20 岁女性，因左侧桡动脉搏动消失、颈动脉搏动减弱收入血管外科住院治疗。因近 3 个月来一过性黑矇至眼科会诊。

?

问 1. 该患者眼底有何异常？

2. 可能的鉴别诊断有哪些？

3. 需要追问哪些病史？首选何种辅助检查？

【补充信息】

FFA（右眼 60 秒，左眼 70 秒）：双眼脉络膜及视网膜充盈迟缓，ART 显著延长，视网膜内循环时间亦延长。血管外科完善检查：ESR 80mm/h，hs-CRP 8.1mg/L。CTA 示颈动脉、肱动脉、桡动脉等多处动脉缩窄。

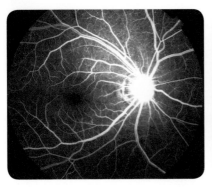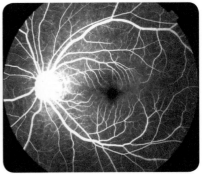

4. 患者诊断为何？该病典型临床表现有哪些？

5. 该病如何分级？

6. 该病应如何治疗？

1. 双眼视网膜静脉扩张，管径不均，广泛微动脉瘤、分布均匀。

2. 糖尿病视网膜病变，高血压性视网膜病变，大动脉炎眼底改变，眼缺血综合征等。

3. 一过性黑矇诱因，是否与体位改变相关。首选FFA。

4. 大动脉炎眼底病变。其主要表现为慢性缺血性眼底改变及高血压性眼底改变。早期眼动脉压显著降低，可于视盘观察到动脉搏动。随病程进展逐渐出现微血管瘤（以动脉瘤为主）、棉絮斑、视网膜出血、静脉管径不均、毛细血管无灌注区、视网膜新生血管、视乳头周围动静脉血管花环状吻合，直至玻璃体积血、视网膜脱离等晚期并发症。

5. 按病程可分为4期

第一期（血管扩张期）：视网膜静脉扩张，管径不均，色调发暗，毛细血管扩张。

第二期（视网膜小血管瘤期）：视网膜出血及棉絮斑，毛细血管扩张伴小血管瘤，视网膜色调变暗，血流缓慢，眼压降低。

第三期（毛细血管吻合期）：视乳头周围血管发生吻合和新生，伴球结膜血管扩张、眼球下陷。

第四期（并发症期）：瞳孔散大，虹膜萎缩及新生血管，并发性白内障，继发性青光眼。

6. 以内科治疗为主，应用糖皮质激素、免疫抑制药、抗凝治疗等控制病情。眼部可针对无灌注区行眼底激光治疗，出现新生血管性青光眼或玻璃体出血等并发症时可采用相应手术处理。

【眼底检查图像】

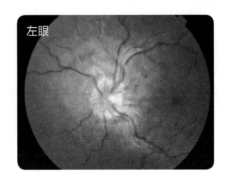

左眼

【病史描述】

38 岁女性，原发性开角型青光眼行小梁切除术后 3 周，术后前房形成良好，左眼眼压低于 9 mmHg 18 天，出现视力下降 5 天。双眼近视：右眼－5.00 DS，左眼－6.50 DS。

1. 如何描述该眼底表现？
2. 最可能的诊断是什么？
3. 诊断标准是什么？
4. 发病机制是什么？
5. 危险因素有哪些？
6. 如何治疗？
7. 预后如何？

1. 左眼眼底视乳头水肿、边界欠清，视网膜血管弯曲充盈，视网膜水肿，黄斑区放射状皱褶。

2. 左眼低眼压视网膜病变。

3. 滤过术后眼压持续2周以上低于1.33 kPa（10 mmHg），前房形成好，伴有视力下降，视网膜血管充盈扩张，视网膜水肿，黄斑区出现放射状皱褶。

4. 由于低眼压导致筛板前压力减小，筛板后压力相对增加，破坏了视神经轴浆运输而导致视乳头水肿；此外，低眼压导致巩膜向内凹陷，后部脉络膜弥漫性增厚，容积增加致Bruch膜和视网膜出现皱褶，囊样黄斑水肿；长期低眼压导致感光细胞和外层视网膜细胞缺失，脉络膜继续增厚，视网膜血管扩张充血，内界膜表面增殖致视网膜固定皱褶形成。

5. 异常低的眼内压、年轻患者、高度近视、高血压和冠心病、糖尿病、滤过泡漏、睫状体脱离、滤过过强及术中应用抗代谢药物、局部长期滴用降眼压药物等。

6. 矫正低眼压：针对产生低眼压的原因进行治疗，如修补滤过泡、加固缝合巩膜瓣、局部散瞳、加压包扎、全身应用皮质类固醇药物、脱水等综合治疗。
   营养视神经：一旦确诊为持续性低眼压性黄斑病变，可给予胞磷胆碱、能量合剂等神经营养剂。

7. 低眼压多可在数周内恢复，当眼压逐渐升高以后，患者的自觉症状消失，视力会逐渐恢复，黄斑皱褶消退；对于有糖尿病的老年患者，发生持续性低眼压性黄斑病变以后，即使眼压恢复正常，黄斑皱褶也难以消失，视力难以提高。

【眼底检查图像】

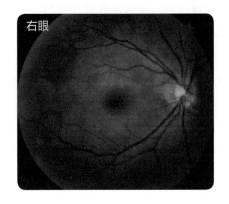

右眼

【病史描述】

26 岁女性，右眼视力逐渐下降半年余，伴右眼前偶尔闪光感，右眼彩色眼底照相图片如上。

1. 如何描述该眼底表现？
2. 患者需要行哪些辅助检查？

【补充信息】

患者入院行 FAF、FFA 检查，检查结果如下：

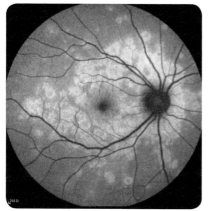

右眼 FAF

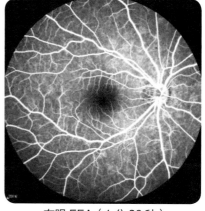

右眼 FFA（1分26秒）

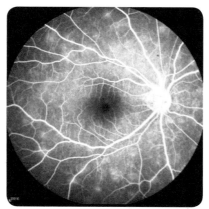

右眼 FFA（8分10秒）

?
问

3. 如何描述该患者FAF、FFA结果？

4. 最可能的诊断是什么？

5. 该病有何流行病学特征？

6. 该患者主要的鉴别诊断有哪些？

7. 该病应如何治疗？

8. 该病预后如何？

1. 右眼视网膜多发的点状或团块状黄白色病灶，其中部分病灶相互融合成较大病灶。

2. OCT、FAF、FFA、ICGA。

3. FAF：右眼后极部及视盘周围可见多发性团块状强荧光，部分融合成片状。

   FFA：右眼早期后极部及视盘周围可见多发性斑驳状强荧光灶，随造影时间延长原病灶逐渐出现荧光渗漏，边界不清楚，视盘可见荧光素渗漏。

4. 多灶性脉络膜炎（早期）。

5. 多灶性脉络膜炎通常发生于白种人，好发于30～40岁人群，女性多于男性，80%的患者双眼发病。

6. 白点综合征、VKH、结节病、梅毒性脉络膜炎、结核性脉络膜炎、交感性眼炎、匍行性脉络膜炎。

7. 糖皮质激素：全身使用可有效控制急性炎症，眼周和玻璃体腔内注射可有助于治疗。

   免疫调节剂：可应用于慢性多灶性脉络膜炎患者，尤其当小剂量激素不能控制炎症或对糖皮质激素不能耐受的患者。

   抗VEGF、PDT、激光治疗：当出现脉络膜新生血管时，可根据新生血管位置，选择抗VEGF、PDT、激光治疗中合适的方法进行治疗。

8. 全身使用糖皮质激素和免疫调节剂，能够减少黄斑并发症，有助于视力的恢复；但如果患者出现黄斑中心凹下病变、脉络膜新生血管、慢性黄斑囊样水肿或视网膜下纤维化等病变时，中心视力将严重损害。

【眼底检查图像】

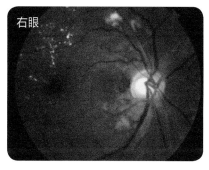

右眼

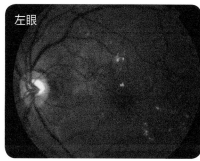

左眼

【病史描述】

　　42 岁男性，因双眼视力进行性下降 1 年余前来就诊。既往有糖尿病病史 8 年余，否认高血压、冠心病。双眼前节正常，双眼彩色眼底照相图片如上。

　　1. 该患者眼底有哪些异常表现?

　　2. 还需行哪些眼科检查?

【补充信息】

该患者 FFA 如下。

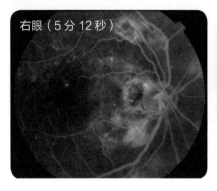

右眼（5分12秒）

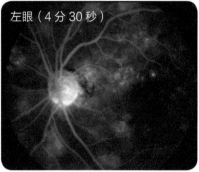

左眼（4分30秒）

?
问
3. 如何描述FFA？

4. 该病最可能的诊断是什么？

5. 该病如何分期？

6. 该病如何治疗？

1. 右眼视网膜颞上支及颞下支动脉细窄、迂曲，附近视网膜水肿及黄白色棉絮斑，间有浅层火焰状与线条形出血，眼底散在多处微血管瘤，黄斑区及周围可见散在分布的硬性渗出，上方为著。

左眼眼底可见散在分布的微血管瘤、小斑点出血及硬性渗出。

2. OCT、FFA。

3. 右眼视盘边界清，视网膜血管走行大致正常，视网膜多发散在点状强荧光及小片状出血遮蔽荧光，颞上、颞下视网膜内微血管异常，晚期视网膜内微血管轻微渗漏。左眼视盘边界清，视网膜血管走行大致正常，视网膜多发散在点状强荧光（视盘颞上方为著）及小片状出血遮蔽荧光，视网膜颞上支静脉串珠样改变，视盘鼻侧、颞侧视网膜内微血管异常，晚期视网膜内微血管轻微渗漏。

4. 我国分期：双眼糖尿病视网膜病变Ⅲ期；国际分期：双眼重度非增殖性糖尿病视网膜病变。

5. 糖尿病视网膜病变分期

（1）中国糖尿病视网膜病变分期标准（1984年）

分 期		表 现
非增殖期	Ⅰ	微血管瘤或合并小出血点
	Ⅱ	硬性渗出合并Ⅰ期病变
	Ⅲ	棉絮斑合并Ⅱ期病变
增殖期	Ⅳ	视网膜、视盘新生血管或合并玻璃体出血
	Ⅴ	纤维血管增殖，玻璃体机化
	Ⅵ	牵拉性视网膜脱离

（2）国际分期（2003年）

分 期	散瞳眼底检查所见
无明显视网膜病变	无异常
轻度非增殖性糖尿病视网膜病变	仅有微动脉瘤
中度非增殖性糖尿病视网膜病变	除微动脉瘤外，还存在轻至重度非增殖性糖尿病视网膜病变的改变
重度非增殖性糖尿病视网膜病变	出现以下任一改变，但无增生性视网膜病变的体征： 1. 在四个象限中每一象限中出现多于20处视网膜内出血 2. 在2个或以上象限出现静脉串珠样改变 3. 至少有一个象限出现明显的视网膜内微血管异常
增殖性糖尿病视网膜病变	出现下列一种或一种以上改变 1. 新生血管 2. 玻璃体出血或视网膜出血

6. 糖尿病视网膜病变的治疗原则如下：①控制血糖、血脂及血压。②激光治疗：包括局部光凝、格栅样光凝和全视网膜光凝。局部光凝最常用于糖尿病性黄斑病变。格栅样光凝主要用于治疗黄斑弥漫性渗漏所致的水肿。全视网膜光凝对增殖前和增殖性糖尿病视网膜病变是适宜的方法。③玻璃体内注药：玻璃体内注射抗VEGF药物及皮质类固醇对黄斑水肿有一定治疗作用，但疗效并不持久。

【眼底检查图像】

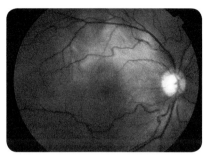 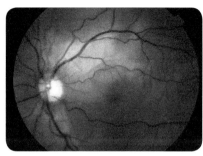

【病史描述】

51 岁女性，因双眼先后出现视物模糊 20 余天前来就诊（左眼早于右眼 3 天）。裂隙灯检查：双眼中等大 KP（＋），浮游体（＋），房水闪辉（＋）。彩色眼底照相图片如上。

1. 该患者眼底有何异常表现？
2. 可能的鉴别诊断有哪些？
3. 需要追问哪些病史？
4. 该患者首选的辅助检查为何？

【补充信息】

患者无眼部外伤史或内眼手术史，于左眼视力下降前 3 天曾出现发热伴耳鸣。

FFA 结果见下图（前 2 图为 2 分钟之前结果，后 4 图为 6 分钟之后结果）。

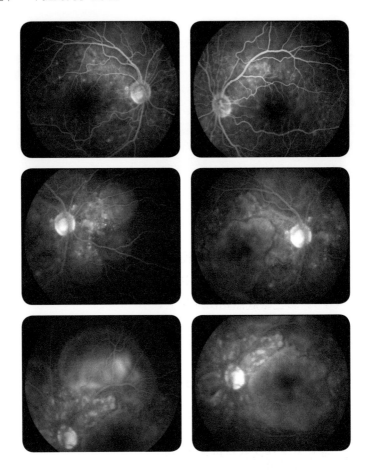

5. 患者FFA可见哪些异常？

6. 患者诊断为何？其他辅助检查通常还可见哪些异常表现？

7. 该病的简要诊断标准是什么？

8. 该病的临床分期为何？

9. 该病应如何治疗？

1. 双眼视盘充血，后极部视网膜水肿增厚，多处视网膜隆起脱离，可见多灶性灰白色病灶。

2. 伏格特-小柳-原田综合征（Vogt-Koyanagi-Harada Syndrome, VKH），白塞病，交感性眼炎，多灶性中心性浆液性脉络膜视网膜病变，结节病，莱姆病，巩膜炎，伪装综合征等。

3. 有无眼部外伤史或内眼手术史，发病前有无颈强直、发热、头痛、耳鸣，有无皮肤、毛发颜色改变，平日有无口腔溃疡、生殖器溃疡，有无关节肿痛，有无全身风湿免疫及肿瘤病史等。

4. 荧光素眼底血管造影（FFA）。

5. 病程早期可见双眼视盘强荧光，视网膜弥漫点状荧光素渗漏伴多发浆液性视网膜脱离，造影晚期形成"多湖状"染料积存。

6. 伏格特-小柳-原田综合征。其他辅助检查可见异常表现如下：

   （1）急性期于OCT可见弥漫视网膜水肿及多发神经上皮脱离，呈"拱桥样"外观，有时可见脉络膜皱褶。

   （2）对于虹膜广泛后粘连病例可行眼B超，表现为后极部脉络膜及巩膜增厚、后极或下方浆液性视网膜脱离。

7. 该病的简要诊断标准如下：

   （1）无眼部外伤及内眼手术史。

   （2）以下4个体征中至少出现3个：①双侧慢性虹膜睫状体炎；②后葡萄膜炎包括渗出性视网膜脱离、视乳头充血或水肿、晚霞状眼底改变；③神经系统表现：头痛、耳鸣、颈项强直、脑神经或中枢神经异常、脑脊液淋巴细胞增多；④皮肤改变：白癜风、脱发、毛发变白等。

8. Moorthy等将VKH分为前驱期、葡萄膜炎期、恢复期和葡萄膜炎慢性复发期。我国杨培增等提出的分期为前驱期、后葡萄膜炎期、前葡萄膜炎受累期和前葡萄膜炎反复发作期。

9. 首选治疗为全身应用糖皮质激素，通常治疗反应良好，待炎症控制后逐渐减量。对于激素治疗反应不佳或葡萄膜炎反复发作者可联合应用免疫抑制药。眼前节受累时应给予局部糖皮质激素及睫状肌麻痹剂应用。

【眼底检查图像】

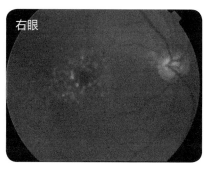 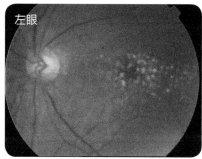

【病史描述】

    55 岁男性，双眼视物中央模糊 3 个月余，配镜后无改善，伴视物变形 1 个月余，否认高血压、糖尿病、高度近视等疾病，双眼彩色眼底照相图片如上。

  1. 如何描述该眼底表现?

  2. 若要确诊还需行哪些检查?

【补充信息】

    患者行 FFA、OCT 检查，结果如下。

右眼（10秒）

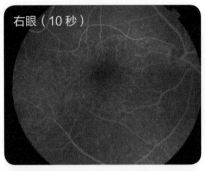

左眼（12秒）

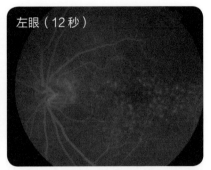

右眼

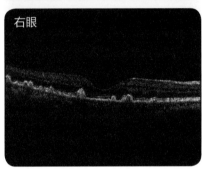

左眼

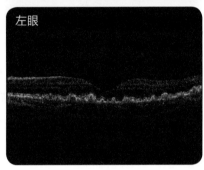

3. 如何描述患者FFA、OCT表现？

4. 该病最可能的诊断是什么？

5. 该病有哪些鉴别诊断？

6. 该病如何治疗？

7. 该病预后如何？

8. 该病如何随访？

1. 右眼视网膜后极部可见多发性、密集、大小不等的黄白色点状沉积物，边界尚清，呈环形分布，视网膜颞侧可见外层小片状色素；左眼后极部黄白色点状沉积物、视网膜外层小片状色素与右眼类似。

2. OCT、FFA、ICGA、Amsler表。

3. FFA：右眼视网膜可见弥漫性、密集、大小不等的强荧光点；左眼视网膜可见弥漫性、密集、大小不等的强荧光点，后极部为著。

   OCT：双眼可见多处Bruch膜和RPE之间的高反射点，RPE不规则隆起。

4. 干性（非渗出性）年龄相关性黄斑变性。

5. 周围玻璃膜疣、近视性视网膜病变、中心性浆液性脉络膜视网膜病变、遗传性中心性视网膜营养不良、中毒性视网膜病变、炎性黄斑病变等。

6. ①目前尚无有效的药物能根治该病；②年龄相关性研究（AREDS）推荐应用抗氧化剂长期口服，有利于自由基的消除，从而延缓老年化病变进程，如叶黄素、玉米黄素、维生素C和维生素E、锌、硒等；③助视器对双眼黄斑功能丧失的患者有所帮助；④推荐内科治疗以控制潜在的危险因素，如高血压、高胆固醇血症；⑤戒烟；⑥多吃蔬菜水果，太阳光强烈时戴墨镜。

7. 仅有黄斑玻璃膜疣和（或）色素改变的患者可保持正常视力；当脉络膜视网膜病变累及中心凹时，视力可明显减退；老年黄斑变性萎缩型一旦发展至有新生血管的渗出型，视力将受会到严重威胁。

8. 每隔6～12个月，观察是否出现渗出型年龄相关性黄斑变性；嘱患者定期使用Amsler方格自查，一旦发现有变化应立即就诊。

【眼底检查图像】

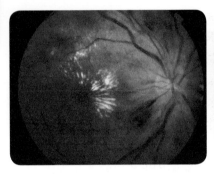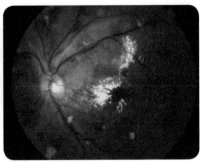

【病史描述】

　　39 岁女性，以双眼无痛性视物模糊 2 周就诊。血压 210/128mmHg，自述高血压病史 3 年，近 1 个月来血压控制差。快速血糖、糖化血红蛋白结果回报正常。

? 问

1. 该患者眼底有何异常？
2. 最可能的诊断是什么？如何快速明确诊断？
3. 需要与哪些疾病鉴别？
4. 患者还可行哪些眼科检查？
5. 该病主要治疗方法有哪些？预后如何？

1. 双眼后极部视网膜水肿，多处视网膜内出血（包含多处火焰状出血），星芒状及成簇硬性渗出，散在棉絮斑，视网膜动脉明显狭窄，动静脉交叉征（＋），右眼视盘边界欠清。

2. 高血压性视网膜病变。测血压、快速血糖、糖化血红蛋白。

3. 糖尿病视网膜病变，视网膜静脉阻塞，眼缺血综合征，血液系统疾病相关视网膜病变，放射性视网膜病变，黄斑中心凹旁毛细血管扩张，视网膜静脉周围炎等。

4. OCT，FFA，OCTA。

5. 控制血压是防治眼底病变最根本的措施。①明确高血压病因，尽快去除。②合理降低血压；控制体重，调整饮食，适当运动。③眼部采取对症治疗，活血化瘀以促进渗出及出血的吸收。

   预后：当高血压得到有效控制后，视乳头水肿和视网膜水肿以及出血、棉絮斑等通常可于数周内消退，硬性渗出则需经数月后才可逐渐吸收，视力逐渐恢复，如黄斑水肿不能吸收，或有视网膜新生血管形成，可行眼内注射抗血管内皮生长因子药物治疗。

【眼底检查图像】

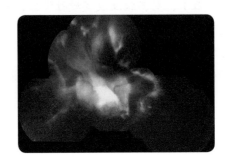

【病史描述】

　　8 岁女童，家长诉患儿斜视来诊。行眼科检查，发现患儿右眼大致正常，左眼前节可见活动性炎症，彩色眼底照相图片如上。

?

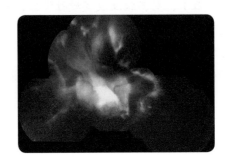

1. 该患儿眼底有何异常表现？

2. 需考虑鉴别哪些疾病？

3. 追问病史发现患者家里养有宠物犬，有何提示意义？若要确诊，还需进行哪些辅助检查？

4. 该病有哪些类型？

5. 该病如何治疗？

1. 视盘水肿，视盘处可见一灰白色肉芽肿团块，边界清晰，可见周围有致密的纤维增殖条带，周边可见黄白色渗出。

2. 需要鉴别眼弓蛔虫病、视网膜母细胞瘤、细菌或真菌感染引起的感染性眼内炎、早产儿视网膜病变、家族性渗出性玻璃体视网膜病变、Coats病和永存原始玻璃体增生症等。

3. 提示有弓蛔虫感染可能。若要确诊，可进行血清抗体酶联免疫吸附试验，其敏感性和特异性可达90%以上。亦可进行房水、玻璃体眼内液细胞学检查，嗜酸细胞增多与弓蛔虫感染有关。

4. ①慢性眼内炎型：常有严重的玻璃体炎症反应，视网膜黄白色斑，继发性视网膜脱离。②后极部肉芽肿型：玻璃体轻度混浊，后极部可见灰白色球形肉芽肿团块，若炎症反应扩散，肉芽肿处可形成致密的纤维性玻璃体增殖条带，可引起视网膜脱离。③周边炎性渗出性肉芽肿型：周边视网膜可见局限球形、灰白色炎性团块，呈弥漫分布。若炎症扩散，平坦部可见雪堤现象，还可见连接周边炎性团块与后极部视网膜、视乳头纤维机化带。牵拉可产生周边视网膜皱襞。④不典型型：表现包括视乳头炎、视盘水肿及弥漫性脉络膜视网膜炎。

5. 眼弓蛔虫的治疗主要为对症治疗。对于明显的眼内炎、眼前节炎症，局部点睫状肌麻痹剂、皮质激素眼药水，口服激素可减轻炎症反应，防止机化膜形成。严重玻璃体、视网膜炎症，球周注射皮质激素或玻璃体腔内注射曲安奈德。

还可用激光治疗视网膜下活动的弓蛔虫，减轻异体蛋白所致的免疫反应。

手术治疗：玻璃体纤维机化膜收缩导致牵拉性视网膜脱离是最常见的手术适应证。通过玻璃体切除，可去除玻璃体机化膜，松解对视网膜的牵拉，从而使视网膜复位。

【眼底检查图像】

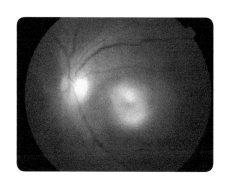

【病史描述】

14 岁男性，因左眼视物模糊 1 个月就诊。查体视力右眼 1.0，左眼 0.1；眼压右眼 14.0mmHg，左眼 16.0mmHg。双眼前节大致正常，右眼玻璃体透明，左眼玻璃体炎性混浊。散瞳查眼底右眼大致正常，左眼眼底如上图所示。

1. 左眼眼底有何异常表现？
2. 应考虑哪些鉴别诊断？
3. 询问患者，发现患者有猫接触史，下一步应进行什么检查？
4. 患者血清弓形虫抗体为强阳性，患者所患为何病？
5. 该病如何治疗？

1. 患者左眼黄斑区可见1PD边界不清的灰黄色病灶。

2. 弓形虫病，细菌性眼内炎，Coats病等。

3. 血清弓形虫抗体检查。

4. 弓形虫病。

5. 急性期乙胺嘧啶、磺胺类药物、螺旋霉素、林可霉素等联合糖皮质激素治疗有效。光凝病灶周围组织，可减少病灶的播散和复发。如并发脉络膜新生血管，可行玻璃体腔注射抗血管内皮生长因子药物治疗。

【眼底检查图像】

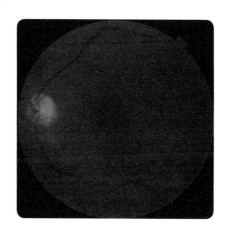

【病史描述】

　　59 岁女性，因左眼视力下降伴中央视物缺损、变形逐渐加重 1 年就诊。彩色眼底照相图片如上。

1. 该患者眼底有何异常？

2. 可能的鉴别诊断有哪些？

3. 首选辅助检查为何？

病例
15

【补充信息】

OCT 见下图。

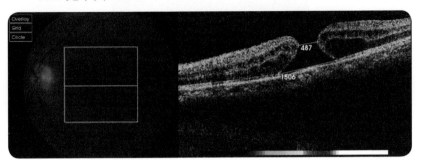

4. 患者诊断为何？该病如何进行临床分期？

5. 该病的危险因素有哪些？

6. 该病如何治疗？其预后如何？

1. 左眼黄斑区可见直径约1/3PD大小圆形病灶，周围视网膜隆起。

2. 黄斑裂孔，黄斑板层裂孔，黄斑囊样水肿，黄斑部视网膜前膜，中心性浆液性脉络膜视网膜病变等。

3. 首选OCT。①黄斑裂孔可见黄斑部视网膜全层缺失；②黄斑板层裂孔可见黄斑部内层或外层视网膜缺失；③黄斑囊样水肿可见黄斑部视网膜增厚隆起、层间可见低反射囊腔；④黄斑部视网膜前膜可见黄斑部视网膜前条带状高反射信号膜状结构、可伴有黄斑水肿；⑤中心性浆液性脉络膜视网膜病变通常可见局限性浆液性视网膜浅脱离伴小的色素上皮脱离。

4. 黄斑裂孔。黄斑裂孔的临床分期如下：

（1）Gass分期

Ⅰ期：孔前期病变，尚未出现全层裂孔，眼底镜可见中心凹反光消失代之以黄色小点（Ⅰa）或黄色环形反光（Ⅰb）。

Ⅱ期：全层裂孔形成，但孔径＜400μm，无玻璃体后脱离（PVD）。

Ⅲ期：孔径≥400μm，可产生黄斑区局限PVD但视盘玻璃体尚未后脱离。

Ⅳ期：孔径≥400μm，完全性PVD。

（2）2013年国际玻璃体黄斑牵拉研究（The International Vitreomacular Traction Study, IVTS）小组基于SD-OCT的解剖分期

小：孔径＜250μm

中等大小：孔径250～400μm

大：孔径＞400μm

并同时记录是否存在玻璃体黄斑牵引（VMT）。

5. 黄斑囊样水肿，玻璃体黄斑牵拉综合征，高度近视，外伤，内眼手术，视网膜激光光凝误伤及强烈光照等。

6. Ⅰ期黄斑裂孔尚可观察、密切随访，Ⅱ、Ⅲ、Ⅳ期宜选择玻璃体切除手术治疗，术中通常剥除孔周内界膜并移植，填充空气、惰性气体或硅油，术后维持一定时间头低位以促进裂孔闭合。

术后黄斑裂孔解剖闭合率约80%以上。视力通常可获得一定提高，视物变形也可改善。病程超过1年及孔径＞400μm的病例预后较差。

【眼底检查图像】

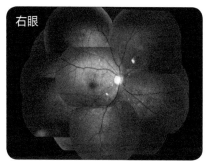 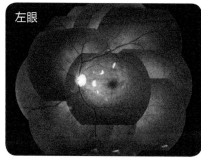

【病史描述】

33 岁女性，消瘦、乏力、食欲减退半年，反复发热 2 个月余，2012 年曾于当地医院剖宫产中输血 1 次。入院查裸眼视力：右眼 0.3，左眼 0.5。双眼前节正常。双眼彩色眼底照相图片如上。

1. 所见眼底表现有哪些？

2. 最可能的诊断是什么？诊断依据是什么？

【补充信息】

HIV 抗体血清学检测（＋），CD4$^+$T 淋巴细胞 70/mm^3。

3. 该病常见眼部体征是什么？

4. 该病的主要鉴别诊断有哪些？

5. 该病的主要治疗方法有哪些？如何随访？

1. 双眼视盘周围数片棉絮斑及微血管瘤，视网膜周边部小片出血，视网膜动脉变细、静脉白鞘。

2. 获得性免疫缺陷综合征视网膜病变。

诊断依据：有消瘦、乏力、食欲减退、反复发热的全身多系统症状，有输血史；眼底出现棉絮斑及微血管瘤等HIV视网膜病变常见表现。

3. 该病常见眼部体征如下：

（1）视网膜棉絮斑：多在眼底后极部视盘周围血管处或其附近，视网膜神经纤维层出现白色边界不清的混浊斑块。

（2）视网膜出血：眼底后极部常出现点状或火焰状出血，赤道部常出现点状视网膜出血，有时可出现Roth斑。

（3）卡波西肉瘤：位于结膜下的结节，呈红色或紫色外观，无压痛。

（4）还可出现葡萄膜炎、视网膜血管炎及视神经炎等自身免疫机制失调的表现。

4. 视网膜血管炎、白塞病、急性视网膜坏死、糖尿病视网膜病变。

5. 目前尚无特效疗法，多随着高效联合抗反转录病毒治疗和CD4$^+$T淋巴细胞计数增加而改善。建议CD4$^+$T淋巴细胞计数低于50/mm^{3}的患者每4～6个月检查1次。

【眼底检查图像】

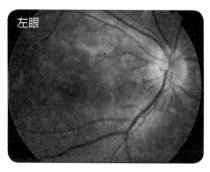

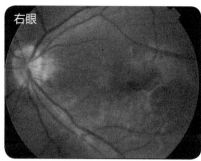

【病史描述】

　　21 岁男性, 主诉双眼突发视力下降 3 日。眼科检查: 视力右眼 0.5, 左眼 0.6; 眼压右眼 12.0mmHg, 左眼 13.2mmHg。前节无炎症反应。眼底所见如上图。

　　1. 该患者眼底有何异常表现?

　　2. 该患者可能的鉴别诊断有哪些?

【补充信息】

　　患者行荧光素眼底血管造影，结果见下图。

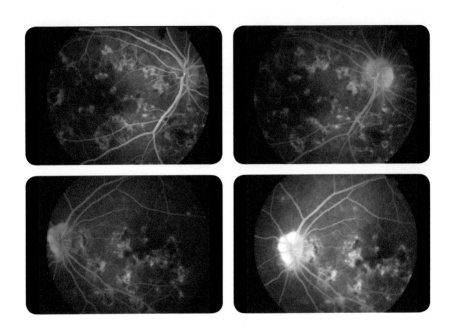

?

问　3. 该患者眼科荧光素血管造影有何特点？考虑什么诊断？

　　4. 该病自然病程为何？

　　5. 该病如何治疗？

1. 患者双眼后极部可见视网膜下黄白色鳞片状病灶，病灶边缘不清。视乳头色稍红，边界欠清。

2. 需鉴别急性后极部多灶性鳞状色素上皮病变、匐行性脉络膜萎缩、点状内层脉络膜病变、多发性一过性白点综合征、急性视网膜色素上皮炎等。

3. 造影早期，鳞状病灶为弱荧光，随着时间推移，逐渐出现荧光渗漏，晚期强荧光不退。考虑为急性后极部多灶性鳞状色素上皮病变。

4. 鳞状病灶2～5周后逐渐消退，遗留色素沉着和脱失。视力恢复需要更长时间。不累及黄斑者，视力预后较好，80%的患者可恢复至0.5以上。反复发作影响黄斑者，视力预后较差。

5. 本病多合并前后节的炎症，因此应积极寻找病因。但大多数患者视力恢复较好，因此，并非必须治疗。当病变合并视网膜脱离或累及视神经，或病变累及黄斑视力不佳者，可酌情采用糖皮质激素治疗。

【眼底检查图像】

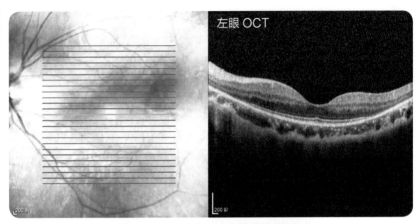

左眼 OCT

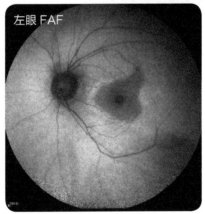

左眼 FAF

【病史描述】

36 岁女性，左眼无痛性视力骤降 2 周，伴眼前闪光感及暗影飘动，双眼近视约－ 4.00 DS。散瞳查眼底未发现明显异常，行 OCT、FAF 检查，左眼结果如上。

1. 该患者左眼OCT、FAF有何异常表现?

2. 该病还可行哪些检查?

3. 该病最可能的诊断是什么?

4. 该病有何临床特点?

5. 该病如何分型? 各分型的主要鉴别诊断是什么?

6. 该病如何治疗?

7. 该病如何随诊? 预后如何?

1. OCT：左眼黄斑中心凹周围视网膜IS/OS连接带连续性中断，外界膜缺失，RPE带的内侧高反射带不连续。
   FAF：左眼黄斑区弱荧光灶，周围较强荧光环绕。

2. 视野、ERG、FFA、ICGA。

3. 急性区域性隐匿性外层视网膜病变（AZOOR）。

4. AZOOR多见于中年女性，女性与男性之比约为3∶1，常有近视；该病早期眼底通常未见特异性改变，后期可出现视网膜色素上皮萎缩及色素沉着或脱色素改变。

5. Ⅰ型：有视野缺损，眼底无明显变化。鉴别诊断：青光眼、视神经炎、垂体肿瘤。Ⅱ型：眼底可见局部病灶。鉴别诊断：假性拟眼组织胞浆菌病、鸟枪弹样视网膜脉络膜病变、急性后极部多灶性鳞状色素上皮病变等。

6. 治疗：①对症治疗；②若病前有"感冒"史或其他可疑病毒感染史者可考虑抗病毒治疗；③部分患者对糖皮质激素有反应；④增强体质，劳逸结合。

7. 随访：根据病情每4周复查1次，至病情恢复。AZOOR病程多有变异，虽然多数患者保存好的视力，但大多数患者均有永久视野缺损。

【眼底检查图像】

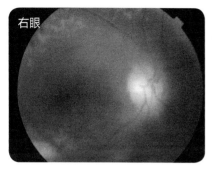
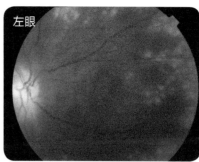

【病史描述】

52 岁男性，双眼视力显著下降、视物模糊 7 天，伴眼红、眼痛、畏光，入院查裸眼视力：右眼 0.12，左眼 0.1。眼前节：双眼混合充血，羊脂状角膜后沉着物，前房闪辉（＋），瞳孔缘少量渗出物，玻璃体轻度混浊，余前节（－）。双眼彩色眼底照相图片如上。

1. 如何描述该患者眼底表现？
2. 该病最可能的诊断是什么？诊断依据是什么？
3. 为明确诊断，还应行哪些检查？
4. 该病的主要鉴别诊断有哪些？
5. 该病的主要治疗方法有哪些？其预后如何？

1. 双眼玻璃体混浊，视盘边界欠清晰，色淡，周边视网膜多发性斑块状黄白色坏死病灶，边界清楚，位于视网膜血管下方，视网膜动脉闭塞有白鞘。

2. 急性视网膜坏死综合征。

   诊断依据：玻璃体和前房显著的炎症反应；视盘水肿，周边多个局限性、边界清楚的视网膜坏死病灶，病灶呈进行性发展；阻塞性血管病变，累及动脉系统。

3. 为明确诊断，还应行如下检查：

   （1）眼科检查：OCT、FFA。

   （2）血常规、血清HSV或HZV抗体测定有助于病因诊断。

   （3）选择性进行荧光梅毒螺旋体抗体吸附试验、人类免疫缺陷病毒试验、快速血浆反应素试验、红细胞沉降率、弓形虫滴度、结核菌素、X线胸片、头颅CT或MRI、眼眶CT或B超以除外其他疾病。

   （4）不典型病例可行前房穿刺取材进行疱疹病毒和弓形虫PCR检测。

4. 巨细胞病毒视网膜炎、进展型外层视网膜坏死、梅毒、弓形虫、白塞病、真菌或细菌性眼内炎、淋巴瘤。

5. 治疗：立即进行治疗。

   （1）予以抗病毒治疗，如阿昔洛韦（静脉输液）、膦甲酸或更昔洛韦（玻璃体注射）、伐昔洛韦或泛昔洛韦（口服）。

   （2）予以局部睫状肌麻痹剂和局部激素治疗（应在有效抗病毒治疗前提下应用激素），控制眼前节炎症反应。

（3）予以抗凝治疗，减轻视网膜血管炎。

（4）予以预防性屏障性激光光凝治疗，防止视网膜炎进展或预防孔源性视网膜脱离。

（5）予以睫状体平部玻璃体切除术、玻璃体长效气体填充或硅油填充，治疗复杂视网膜脱离。

预后：单纯疱疹病毒所致的预后好于带状疱疹病毒所致者。视网膜脱离者视力预后较未脱离者视力差。早期及时治疗效果优于未能及时治疗者。

【眼底检查图像】

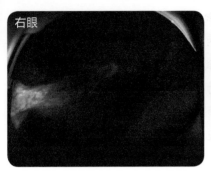

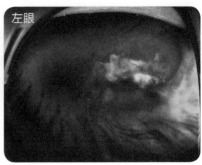

右眼

左眼

【病史描述】

　　17 岁男性，自幼双眼视力差（右眼 0.1，左眼眼前手动）。因右眼视力下降半年前来就诊。双眼超广角激光扫描成像如上图。

? 问
1. 该病的鉴别诊断有哪些？
2. 需追问何种病史？
3. 该病需行何种辅助检查？
4. 该病的诊断是什么？该病如何治疗？

【补充信息】

　　患者系足月顺产、无吸氧史。父亲及叔叔自幼视力差，未进一步就诊明确诊断。

1. 早产儿视网膜病变（ROP），永存原始玻璃体增生症（PHPV），家族性渗出性玻璃体视网膜病变（FEVR），Coats病，Norrie病。

2. 有无早产史、出生后吸氧史，有无低视力家族史。

3. FFA，眼B超，UBM，ERG，EOG，必要时行基因检测。

4. 家族性渗出性玻璃体视网膜病变。针对并发症进行治疗，可采用光凝及冷凝控制周边视网膜新生血管，急性期亦可考虑眼内抗VEGF药物注射抑制新生血管、减少渗出。出现明确视网膜脱离时可行巩膜扣带、环扎术或玻璃体切除手术治疗。本病有家族史，应对家族成员进行筛查，有阳性发现，及时治疗。

【眼底检查图像】

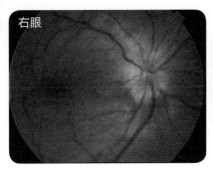

右眼

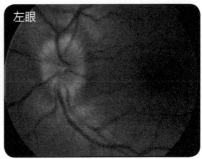

左眼

【病史描述】

48 岁女性，因双眼突出伴视力下降 1 个月余前来就诊。既往有甲状腺功能亢进病史 10 余年，否认高血压、糖尿病病史。眼压：右眼 26mmHg，左眼 28mmHg，眼球运动未受限，双眼眼球突出度均为 19 mm，上睑退缩，结膜轻度充血。双眼彩色眼底照相图片如上。

1. 如何描述该患者眼底表现？
2. 若要确诊还需行哪些检查？

【补充信息】

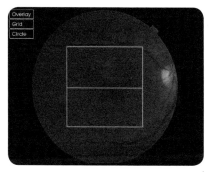 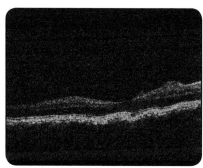

右眼

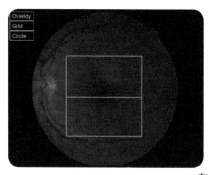 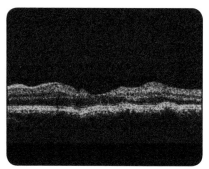

左眼

3. 如何描述OCT表现？

4. 最可能的诊断是什么？

5. 该病的眼部常规查体包括哪些内容？

6. 该病如何治疗？

7. 该病的鉴别诊断有哪些？

1. 双眼眼底视盘边界不清、充血水肿，视盘周围可见放射状明暗相间条纹，黄斑区视网膜水肿、皱褶，牵拉血管呈扭曲、变形、扩张。

2. OCT、FFA、视野、眼肌超声、眼眶磁共振。

3. 双眼视网膜各层均出现波纹样改变。

4. 根据该患者甲状腺功能亢进病史及眼球突出史，考虑双眼甲状腺相关视神经视网膜病变可能性大。

5. 眼部的常规检查，包括视力，是否突眼、复视，结膜是否水肿、充血，上睑有无迟落、退缩。还需关注患者屈光系统、眼底和眼球运动检查。观察眼球运动时一定要注意眼球的活动度及相关运动方向有无障碍。

6. 内分泌科会诊，积极治疗原发病（甲状腺功能亢进）；降眼压；必要时行眶减压术治疗，解除视神经压迫。

7. 应与眼球突出相关性疾病进行鉴别，如高度近视、眼眶肿瘤、炎性假瘤等。

【眼底检查图像】

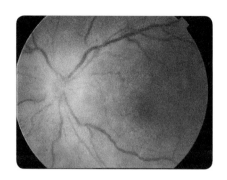

【病史描述】

42岁男性,主诉双眼疼痛、畏光、视力下降3日。查体双眼视力0.3,眼压右眼 18.6mmHg, 左眼 17.8mmHg。裂隙灯下可见双眼混合充血,粗大羊脂状 KP,房闪(＋),细胞(＋)。左眼彩色眼底照相图如上所示。

1. 患者左眼眼底有何异常表现?

2. 需对哪些疾病进行鉴别?

3. 追问病史,患者1个月前右眼曾有穿通伤。考虑患者诊断为何?

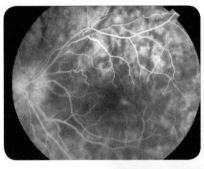
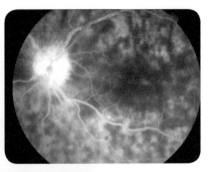
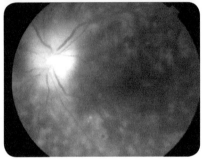

?
问 4. 患者行荧光素眼底血管造影，造影图如上。眼底有何异常？

5. 该病如何治疗？

1. 患者左眼视乳头水肿，后极部脉络膜黄白色病灶。

2. 交感性眼炎，伏格特-小柳-原田综合征，晶状体过敏性眼内炎，结节病，梅毒等。

3. 考虑交感性眼炎可能性大。

4. 可见脉络膜多发点状强荧光病灶，随造影过程荧光素渗漏，视乳头荧光素渗漏明显。

5. 发生交感性眼炎后是否摘除眼球仍有争议。首选药物治疗是糖皮质激素，可以控制炎症反应。开始时口服用量要足量，之后逐渐减量维持，炎症控制至少需6个月，也可合并球旁及球内激素注射治疗。如糖皮质激素控制不佳，可考虑加用免疫抑制剂。

【眼底检查图像】

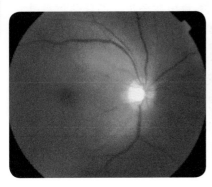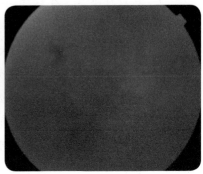

【病史描述】

27 岁男性，主诉右眼视力下降伴黑影飘动 3 个月。散瞳查眼底发现右眼后极部及上方视网膜表现如上图。追问全身病史：活动性肺结核，目前抗结核治疗中。

?

1. 该患者眼底有何异常？
2. 可能的鉴别诊断有哪些？
3. 该病可行哪些辅助检查？

【补充信息】

FFA 及 ICGA 结果如下。

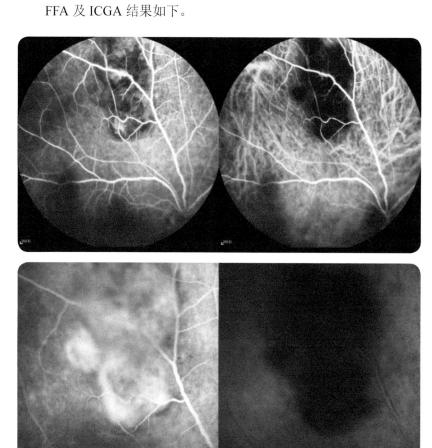

OCT 如下。

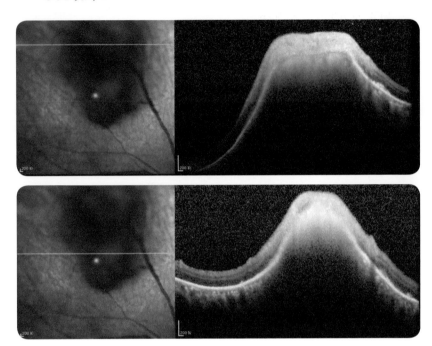

？
问

4. 患者可能的诊断是什么？

5. 该病诊断要点为何？

6. 该病应该如何治疗？

1. 右眼玻璃体轻度混浊，上方视网膜隐约可见橘黄色类圆形隆起病灶，伴视网膜出血。

2. 结核性脉络膜视网膜炎，各种原因所致葡萄膜炎，眼内淋巴瘤，脉络膜骨瘤等。

3. FFA及ICGA，OCT，A超+B超，血清病原学检查，必要时行眼眶CT。

4. 高度怀疑结核性脉络膜视网膜炎。

5. ①除外其他原因所致葡萄膜炎；②符合结核性脉络膜视网膜炎临床特点；③眼内液分离培养出结核杆菌；④抗结核治疗有效；⑤存在眼外活动性结核或结核病史；⑥PPD试验阳性或γ干扰素释放试验阳性；⑦眼内液经PCR检出结核杆菌核酸；⑧眼内组织活检抗酸杆菌阳性加任意其他2条即可诊断。

6. 以全身"早期、联合、适量、规律、全程"抗结核治疗为主，在此基础上可联合低剂量糖皮质激素。

【眼底检查图像】

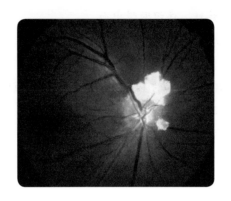

【病史描述】

18 岁男性，查体发现左眼眼底大致正常，右眼彩色眼底照相图如上。

1. 患者眼底有何异常表现？需考虑哪些疾病的鉴别诊断？

2. 下图为患者自发荧光检查照片，请问该项检查结果有何异常表现？

3. 患者可能患有何病？该疾病的诊断标准是什么？

【补充信息】

追问病史，患者自幼智力发育落后于同龄人，曾有癫痫发作史。全身查体发现患者面部蝶形区可见数个（＞3 枚）黄白色小结节，质地略硬。

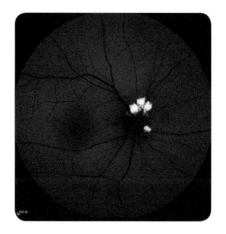

4. 该病为遗传性疾病，其遗传方式是什么？

5. 该病预后如何？

1. 患者右眼视乳头周围有隆起的、扁平不规则的亮黄色桑葚状结节。需考虑结节性硬化、视网膜母细胞瘤、有髓神经纤维、Coats病、视乳头埋藏玻璃膜疣、视神经胶质瘤等。

2. 病灶部位出现强自发荧光信号。

3. 结节性硬化（Bourneville综合征）。临床标准见下表，具有表中2个主要特征，或1个主要特征加2个及以上次要特征者可确诊；具有表中1个主要特征，或1个主要特征加1个次要特征，或2个及以上次要特征者为疑似患者。

表　结节性硬化症临床诊断标准

主要特征	• 面部血管纤维瘤（≥3）或前额斑块 • 甲周纤维瘤（≥2） • 色素脱失斑（≥3） • 鲨革斑或多发胶原瘤 • 多发视网膜结节状错构瘤 • 脑皮质结构异常（≥3）	• 室管膜下结节 • 室管膜下巨细胞星形细胞瘤 • 心脏横纹肌瘤（单发或多发） • 肺淋巴管肌瘤病 • 肾脏血管平滑肌脂肪瘤（≥2）
次要特征	• 牙釉质多发性小凹（≥3） • 口腔内纤维瘤（≥2） • 非肾脏的错构瘤	• 视网膜色素缺失斑 • "斑驳状"皮肤改变 • 多发肾囊肿

4. 结节性硬化症为先天性常染色体显性遗传性疾病。

5. 该病病程进展缓慢。绝大多数病例因视网膜结节较小，视力不会受到影响。个别病例眼底病损较大，可侵及玻璃体。可有玻璃体积血、玻璃体后脱离或视网膜脱离等并发症。如患者周身和眼部均有严重而广泛性的结节性硬化症，常因癫痫持续状态、心肌或肾脏结节病突然死亡。如患者颅内或周身性母斑病较轻，预后较好。

【眼底检查图像】

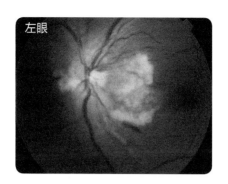

【病史描述】

37 岁男性，突发左眼视力下降 1 天来我院门诊就诊，查视力右眼 1.0，左眼 HM，眼压双眼 16.0mmHg。患者右眼底大致正常。

? 问
1. 患者眼底有何异常表现？
2. 患者行荧光素眼底血管造影，所见如下图，请问有何异常？

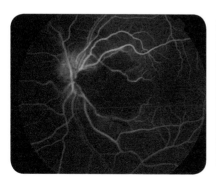

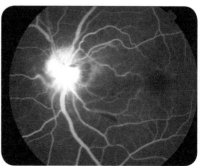

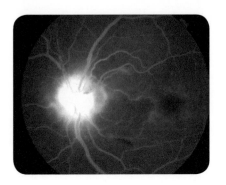

？

问 3. 考虑为何诊断?

4. 该病的预后如何?

1. 患者左眼视乳头颞侧至黄斑区，小分支动脉狭窄，其供应区视网膜呈现乳白色混浊，视乳头边界欠清，存在小片状出血。视网膜动脉硬化。

2. 阻塞区域动静脉血管可充盈，但较其余血管充盈迟缓，黄斑区水肿。视乳头早期弱荧光，晚期荧光渗漏。颞下方可见小片荧光遮蔽。

3. 考虑为睫状视网膜动脉阻塞联合缺血性视乳头病变。

4. 睫状视网膜动脉阻塞可表现为单纯睫状视网膜动脉阻塞、联合视网膜中央静脉阻塞或缺血性视乳头病变。单独睫状视网膜动脉阻塞约占40%，预后好，90%可有0.5或更好的视力。睫状视网膜动脉阻塞联合视网膜中央静脉阻塞占约40%，静脉阻塞多为非缺血性，不发生新生血管性青光眼，70%最后可以有0.5的视力。睫状视网膜动脉阻塞联合缺血性视乳头病变，其发病均为睫状后短动脉缺血的表现，因此可以同时发病。此类型约占15%，视力预后取决于视乳头受累的程度，一般预后较差。

【眼底检查图像】

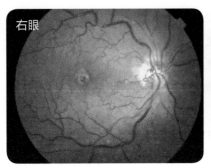
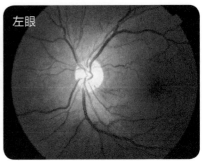

【病史描述】

　　65 岁男性,右眼视物变形、视力下降半月余,伴阵发性头晕、倦怠、恶心、耳鸣及鼻黏膜出血等全身症状,双眼彩色眼底照相图片如上。入院查:血常规:红细胞 2.126×10^{12}/L,血红蛋白 72g/L;尿常规:蛋白(＋),隐血(＋),白细胞(＋＋)。实验室检查:总蛋白 125.20g/L,白蛋白 16.20g/L,球蛋白 109g/L,白球比 0.15;24 小时尿蛋白定量 1.85g;肝炎全项无异常;凝血四项:PT 15.6 秒,APTT 50.6 秒,TT 15.2 秒,INR 1.13,FIB 3.6g/L;B 超示:颈部淋巴结肿大,肝大,脾大;头颅 CT 无异常。

?问

　　1. 如何描述该眼底表现?

　　2. 若要确诊,下一步需考虑做什么?

【补充信息】

患者血清 IgM 35g/L，颈部浅表淋巴结活检提示：巨球蛋白血症。

3. 该病最可能的诊断是什么？

4. 有何鉴别诊断？

5. 该病常引起哪些眼部表现？

6. 如何治疗？

1. 右眼视盘边界欠清，视盘鼻上方及颞下方可见小片状出血，静脉迂曲、稍扩张，呈腊肠样改变，动脉反光略增强，黄斑中心凹光反射消失，可见视网膜黄白色渗出，黄斑区视网膜轻度水肿；左眼眼底大致正常。

2. 眼科：OCT、FFA、ICGA、视野、电生理；全身检查：免疫学检查、骨髓细胞学检查、骨髓活检、浅表淋巴结活检、PET/CT等，必要时请血液科会诊。

3. 右眼巨球蛋白血症眼底病变。

4. 视盘血管炎，视盘血管祥，视盘异常血管，中心性浆液性脉络膜视网膜病变。

5. 巨球蛋白血症常导致视网膜血液黏稠度增加或静脉阻塞，从而引起视网膜出血；此外，该病常引起浆液性视网膜脱离，但血管造影检查常为阴性，这是因为免疫球蛋白沉积于视网膜下间隙，增加渗透压，从而使液体进入视网膜下间隙；该病还常导致光感受器和RPE细胞的破坏，原因可能为免疫球蛋白的毒性作用，造成相应细胞内压力改变及坏死。

6. 若患者出现浆液性视网膜脱离，可行眼内注射抗VEGF药物及地塞米松，减少视网膜内积液，控制病情；对于出现黄斑或视神经萎缩的患者来说，尚无有效的治疗方法。

【眼底检查图像】

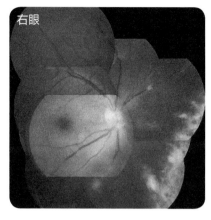

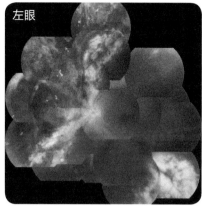

【病史描述】

    31 岁女性，于感染科诊断为 AIDS 合并全身多器官机会性感染收治入院，因双眼视力下降 3 个月（左眼明显）、伴眼前黑影飘动前来眼科会诊。彩色眼底照相图如上。

  1. 眼底表现有何异常？

  2. 该患者可能的鉴别诊断有哪些？

  3. 患者需要行哪些辅助检查？

【补充信息】

    血清学 CMV-DNA（＋），CMV-IgM（＋）。

  4. 患者的诊断及本病特征是什么？

  5. 该病的主要治疗方法有哪些？其预后如何？

眼底疾病病例精解
——问题导向学习手册

1. 右眼鼻侧及左眼上方、鼻侧及颞下可见视网膜黄白色病灶，伴多处片状出血，双眼视网膜血管受累，可见白鞘。左眼病变累及视乳头，且鼻侧病灶周围可见不规则黄白颗粒。双眼玻璃体炎症轻微。

2. 获得性免疫缺陷综合征（HIV）视网膜病变，巨细胞病毒性视网膜炎，水痘带状疱疹病毒性视网膜炎，弓形虫性视网膜脉络膜炎，分枝杆菌性脉络膜炎，肺囊虫性脉络膜炎，眼内淋巴瘤等。

3. OCT，FFA，CD4$^+$T淋巴细胞检测，相关病原学、抗体的血清学及房水检测等。

4. 根据患者眼底表现，AIDS合并全身多器官机会性感染病史及病原学检测结果，诊断为巨细胞病毒性视网膜炎。
①巨细胞病毒性视网膜炎是AIDS患者最常见的眼部机会性感染，常发生于CD4$^+$T淋巴细胞计数<50/mm^{3}的患者，也可见于其他免疫功能严重受损如白血病、恶性肿瘤或器官移植接受化疗者。②可引起进行性全层视网膜坏死、视神经萎缩。③主要表现为眼底不规则视网膜坏死灶伴片状或放射状出血，同时合并视网膜血管炎，呈"番茄奶酪样"改变。

5. 以全身抗病毒治疗为主，眼部病变进展迅速者可给予玻璃体腔抗病毒药物注射，出现视网膜脱离等并发症时采取手术治疗。该病预后不良。

【眼底检查图像】

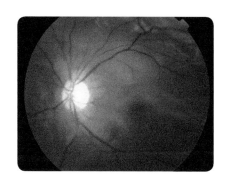

【病史描述】

47岁女性，左眼眼前闪光感伴视力下降2日来诊。既往高度近视，双眼均约－8.0Ds。查视力：右眼1.0，左眼0.6；眼压：右眼16mmHg，左眼18mmHg。患者左眼眼底如上图所示。

 1. 患者眼底有何异常表现？

2. 病因鉴别包括哪些？

3. 仔细检查患者眼底，所见如下图。患者应诊断为何病？

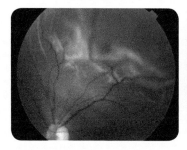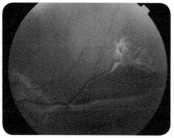

4. 该病的治疗方法有哪些？

5. 该病的发病机制为何？

1. 患者颞上方视网膜颜色变淡，颞上与颞侧视网膜可见波浪状皱褶，其上血管迂曲走行。眼球转动时可见该部分视网膜随之抖动。

2. 孔源性视网膜脱离、牵拉性视网膜脱离、渗出性视网膜脱离、视网膜劈裂。

3. 在颞上方的周边视网膜可见一裂孔，视网膜血管在裂孔处呈桥样改变，通过裂孔可见下方视网膜色素上皮。孔源性视网膜脱离诊断明确。

4. 当孔源性视网膜脱离刚开始只有裂孔而无视网膜脱离，或视网膜脱离局限、稳定时，可行激光或冷凝封闭。如果已经发生进行性加重的视网膜脱离则需视网膜脱离复位手术。手术方法主要包括：玻璃体腔注气术、巩膜扣带术、玻璃体切除术等。

5. ①玻璃体变性和玻璃体后脱离。随着年龄增长，玻璃体凝胶状态逐渐发生液化和凝缩，高度近视眼容易发生玻璃体变性。玻璃体液化后，眼球运动时玻璃体出现大幅度摆动，牵动玻璃体后界膜发生后脱离，玻璃体与视网膜发生分离时会对视网膜粘连处造成牵拉，导致视网膜撕裂形成形态各异的裂孔，液化玻璃体通过裂孔进入视网膜下，形成视网膜脱离。②视网膜变性。视网膜变性可使视网膜变薄，容易形成裂孔。常见的视网膜变性与视网膜裂孔形成有密切关系的有格子样变性、囊样视网膜突起、子午线皱襞、视网膜劈裂等。其中格子样变性处是最好发视网膜裂孔的部位。

【眼底检查图像】

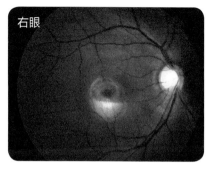 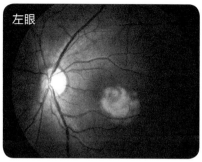

【病史描述】

　　21 岁男性，自幼双眼视力较差，配镜后视力无提高，双眼彩色眼底照相图片如上。

　1. 如何描述该患者眼底表现？

　　2. 为确诊还可行哪些检查？

【补充信息】

　　患者行 FFA，结果如下。

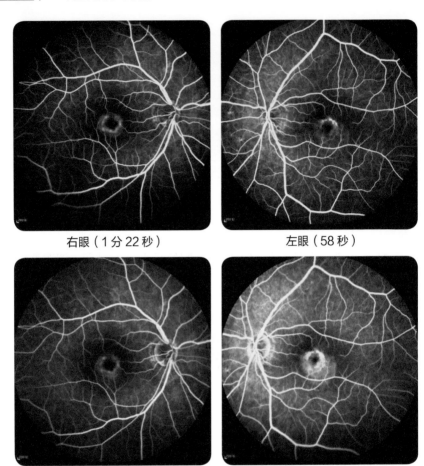

右眼（1分22秒）　　　　　　　左眼（58秒）

右眼（6分30秒）　　　　　　　左眼（5分）

3. FFA如何描述？
4. 最可能的诊断是什么？
5. 该病临床分期是什么？
6. 该病的主要鉴别诊断是什么？
7. 该病如何治疗？
8. 该病的预后如何？

1. 右眼黄斑区卵黄样病损，呈椭圆形，边界清楚，内可见一液面，似前房积脓样外观，液面上方可见色素斑；左眼黄斑区卵黄样物质沉着，边界不规则。

2. 视野、色觉、暗适应、ERG、EOG、OCT、FAF、FFA、ICGA，必要时可行遗传学检测。

3. 右眼静脉期可见黄斑部环形强荧光，中心凹弱荧光，晚期仍显示强荧光；左眼静脉期可见黄斑部弥漫性强荧光，上方为著，中心凹弱荧光，随着FFA时间延长，黄斑部荧光逐渐增强、范围增大，晚期仍显示强荧光。

4. 卵黄样黄斑营养不良（Best病）。

5. 该病临床分期如下。

（1）卵黄样病变前期：无症状且无眼底异常，但EOG中有广峰/暗谷比值（Arden比）下降。

（2）卵黄样病变期：黄斑区出现卵黄样病变，病灶发生在RPE水平，呈圆形或椭圆形，边界清楚，1.5～2个视盘直径大小，此期视力可正常或有轻度下降。

（3）假性积脓期：卵黄样病变突破RPE层，黄色物质积聚在黄斑区视网膜下，形成假性积脓。

（4）卵黄破碎期：卵黄样物质崩解，呈现出蛋黄被打碎的外观，此期多有一定程度的视力受损。

（5）终末期：视网膜下纤维化或脉络膜新生血管（CNV）的纤维血管瘢痕导致视力丧失。

6. 成年型黄斑中心凹营养不良、玻璃膜疣、脉络膜新生血管膜、图形状营养不良、眼底黄色斑点症（Stargardt病）、中心性浆液性脉络膜视网膜病变、溶解性视网膜下血肿。

7. 目前尚无有效治疗方法。

对于无症状的基因携带者，可给予遗传咨询。

对于合并CNV患者：若CNV在中心凹外且界线清楚，可应用激光治疗；若CNV在中心凹下，可应用PDT或玻璃体内注射抗VEGF药物治疗。

8. 本病视力预后较好，大部分患者一生中至少有一只眼仍有阅读视力；严重的视力下降通常出现在40岁以后，且进展缓慢。

【眼底检查图像】

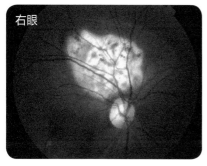
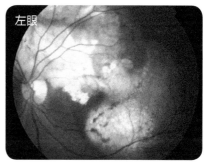

【病史描述】

30岁女性，因左眼视力下降、视物变形来就诊。视力1.0/0.6，眼压双眼正常，双眼前节未见明显异常，双眼彩色眼底照相图片如上。

?

1. 需要对哪些疾病鉴别？
2. 患者眼底有何异常表现？
3. 患者还需进行哪些辅助检查，各项检查可能会有哪些特征表现？对确诊最有帮助的检查是什么？
4. 患者行眼眶CT后，发现病灶呈现与眶骨一致的高密度影像。该患者的诊断最可能是什么？
5. 该病病因是什么？
6. 该病如何治疗？预后如何？

1. 鉴别诊断包括脉络膜骨瘤、脉络膜血管瘤、脉络膜转移瘤、脉络膜恶性黑素瘤，此外还需鉴别巩膜脉络膜钙化、眼内骨化、眼内淋巴瘤、脉络膜炎症等。

2. 右眼视盘上方可见不规则地图状肿物，表面凹凸不平；周围橙红色，边界不整齐。左眼在视乳头黄斑区、黄斑颞下区域有黄白色不规则如地图状、扇贝状轻微隆起的肿物。病变的周围呈橙红色，边界圆钝不整齐如有伪足。病变表面凹凸不平，有棕色色素沉着，黄斑上方有出血。

3. FFA、超声检查、CT、OCT检查。

   FFA：早期病变为强荧光，造影过程中荧光逐渐增强；晚期荧光仍强并有弥漫的斑驳状染色。

   A型超声：肿瘤高回声峰。B型超声：肿瘤的强反射在图像上呈现鳞片状光带，降低增益后，眼内其他组织回声消失，但肿瘤回声仍在。

   CT：脉络膜骨瘤呈现与眶骨一致的高密度影像。CT检查对诊断确切可靠。

   OCT：在眼底后极部，OCT可查出浆液性视网膜下积液，如合并脉络膜新生血管，更能显示CNV所在及各层次组织的病理变化。

4. 脉络膜骨瘤。

5. 病因至今不明，目前认为脉络膜骨瘤是一种先天性迷离瘤，即中胚叶组织残存在脉络膜层内，后发展为骨瘤。

6. 无症状的脉络膜骨瘤以观察为主，因其为良性肿瘤且视力损害多不严重，目前尚无方法可限制肿瘤的生长。因视网膜下新生血管膜位于中心凹附近，激光光凝治疗多影响视力，可考虑光动力疗法或眼内注射抗VEGF药物。

【眼底检查图像】

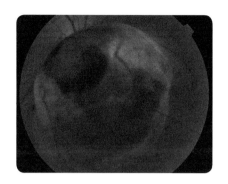

【病史描述】

　　55 岁男性，因右眼视力逐渐下降 1 年前来就诊。

 1. 该患者眼底有何异常？

　2. 可能的鉴别诊断有哪些？

　3. 患者需行哪些辅助检查？

【补充信息】

FFA：肿物表面可见荧光遮蔽及视网膜破坏所致弱荧光，晚期肿物可表现斑驳状强荧光，见下图（21 秒，1 分 19 秒，7 分 40 秒）。

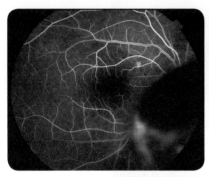
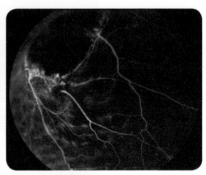
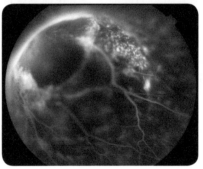

ICGA：肿物呈弱荧光，可见肿物内血管显影，见下图（39 秒，1 分 34 秒）。

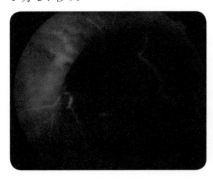
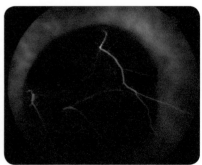

眼部超声示：右眼内圆顶状结构，脉络膜挖空征，中等内反射，其内有血液循环。

MRI 示：右眼内圆形短 T_1 短 T_2 信号占位。

CT 示：右眼内圆形软组织密度影，其内未见钙化。

4. 根据辅助检查结果，该患者诊断为何？

5. 该病应该如何治疗？

6. 该病的临床特点有哪些？其预后如何？

1. 右眼视乳头下方可见高度隆起球形病灶，表面可见出血，周边伴有视网膜脱离。

2. 视网膜母细胞瘤，脉络膜恶性黑素瘤，脉络膜转移癌，脉络膜痣，脉络膜骨瘤，脉络膜血管瘤，脉络膜出血等。

3. 眼部超声，FFA及ICGA，CT，MRI，视野等。

4. 脉络膜恶性黑素瘤，但组织病理学检测是金标准。

5. 脉络膜恶性黑素瘤的诊疗应为个性化的综合治疗。其治疗手段包括随访观察，光凝（激光光凝、经瞳孔温热疗法、光动力疗法），放射敷贴治疗，局部切除等。应严格掌握各种方法的适应证，根据不同患者、不同部位、不同大小的肿瘤采取联合治疗。

6. 本病好发于中年人，是成人最常见的眼内原发恶性肿瘤，白色人种发病率高于黑色人种。其生长表现可分为结节型和弥漫型。本病不仅可致视力丧失，而且严重威胁患者生命，预后不良。

【眼底检查图像】

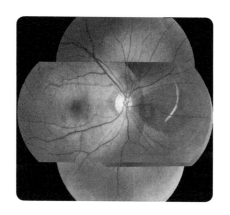

【病史描述】

　　30 岁男性,右眼拳击伤后眼前黑影飘动 1 周就诊,未诉视力下降。彩色眼底照相图如上。

　1. 该患者眼底有何异常表现?

　2. 患者需行何种辅助检查?

【补充信息】

FFA 如图所示。

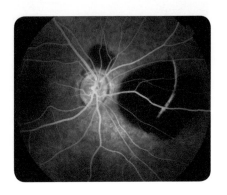

3. 患者的诊断为何？如何定义？

4. 该病应如何治疗？

1. 右眼视乳头鼻侧可见片状视网膜下出血，边界清晰，其中央可见黄白色弧形病灶、向心朝向视乳头。

2. FFA，OCT，视野。

3. 脉络膜破裂：RPE、Bruch膜和脉络膜毛细血管层复合体组织撕裂，而脉络膜大血管层完整。

4. 伤后无须特殊治疗，但在伤后1个月应开始密切随访，警惕脉络膜破裂处形成CNV。

【眼底检查图像】

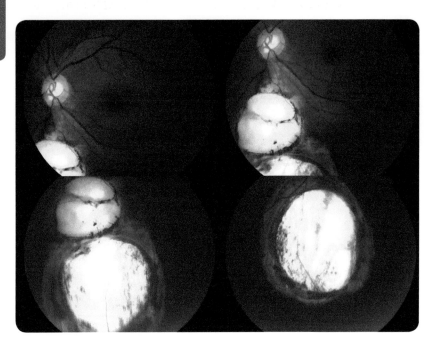

【病史描述】

　　20岁男性，体检发现眼底异常，左眼彩色眼底照相图如上。

?

問
1. 患者眼底有何异常？
2. 患者患有何病？需与哪些疾病相鉴别？
3. 脉络膜缺损的病因是什么？这类患者可能还会合并哪些发育异常？
4. 最常见的并发症是什么？
5. 该病如何治疗？

1. 患者视盘下方眼底存在两个边界清晰的、局限的无血管白色区域。

2. 先天性脉络膜缺损。需鉴别陈旧性脉络膜视网膜炎及外伤后眼底萎缩斑。结合患者病史，考虑患者为先天性脉络膜缺损。

3. 主要原因是原发性胚裂闭合异常，中胚层过度发育及色素上皮分化不良。多数患者可能还会合并其他发育异常，如眼球内陷、小眼球、小角膜、虹膜缺损、黄斑发育不良、视乳头发育不良等。亦可合并其他部位先天性异常，如左肝与胆囊缺如。CHARGE综合征是一种发育异常综合征，包括虹膜脉络膜缺损、耳发育不良和听力障碍、鼻部发育不良、心脏和泌尿生殖系畸形、生长发育迟缓。

4. 最常见并发症为视网膜脱离。缺损区的视网膜常分化不全、萎缩和变性。通常只有1～2层细胞，中央区常菲薄或残余无结构的薄膜，容易发生大的孔洞，是导致视网膜脱离发生的主要原因。

5. 黄斑正常者，视力大致正常。典型的脉络膜缺损合并黄斑发育不良者，视力一般较差。如合并视网膜脱离则需要手术治疗。

【眼底检查图像】

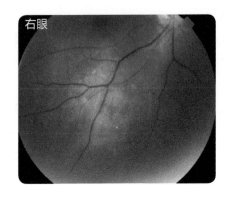

右眼

【病史描述】

    47 岁男性，既往体健，体检发现右眼彩色眼底照相图片如上，遂就诊。

1. 该患者眼底主要表现是什么？

2. 为明确诊断还需行哪些检查？

【补充信息】

    患者入院行 FFA，如下图所示。

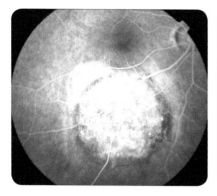 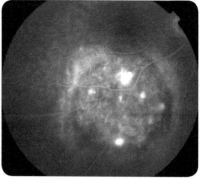

?
问
3. 最可能的诊断是什么?

4. 需与哪些疾病进行鉴别?

5. 该病转变为恶性的危险因素有哪些?

6. 如何治疗与随访?

1. 右眼颞下象限可见1个轻度隆起的近圆形色素性脉络膜肿物，边界清楚，表面可见玻璃膜疣，肿物鼻侧边缘可见橙色色素。

2. OCT、FFA、ICGA、B超，必要时行病理学检查以明确病变性质。

3. 脉络膜色素痣。

4. 脉络膜黑素瘤，先天性视网膜色素上皮过度增生，视网膜色素上皮反应性增生，视网膜下出血，视神经黑色素细胞瘤，脉络膜脱离。

5. 危险因素的记忆方法：TFSOM

 T：厚度>2mm；

 F：积液（视网膜下）；

 S：症状（闪光感或漂浮影）；

 O：病变表面橙色色素；

 M：肿瘤边缘距视盘≤3mm。

 注：若出现3个或以上危险因素，病变生长转变为小脉络膜黑素瘤的概率超过50%。

6. 本病以观察为主：第一次复查应在3~4个月以确定病变的稳定性，之后每年检查1~2次以明确病变有无变化。

 随访：低度危险病变者每年行1次散瞳眼底检查，高度危险病变者应3~6个月复查1次。

【眼底检查图像】

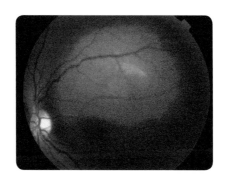

【病史描述】

44 岁女性,主诉因左眼视物变形、视力下降 2 年就诊。查体视力右眼 1.0,左眼 0.6;眼压双眼 14.0mmHg。散瞳查眼底,右眼底大致正常,左眼底如上图。

1. 患者眼底有何异常表现?

2. 应该考虑鉴别哪些疾病?

3. 为明确诊断还应进行哪些检查?

【补充信息】

下图为患者荧光素眼底血管造影。

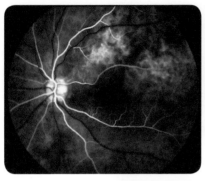
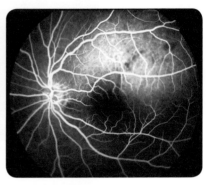
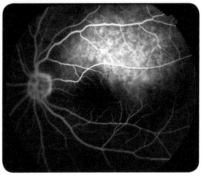

? 问

4. 荧光素眼底造影有何异常表现?

5. 患者行A超检查,可见瘤体内高反射。若行B超检查,B超检查会有何表现?

6. 如何诊断?

7. 如何治疗?

1. 左眼底后极部黄斑上方可见一橘红色圆形隆起。

2. 脉络膜血管瘤，无色素性脉络膜黑素瘤，脉络膜恶性黑素瘤，脉络膜转移癌，出血性视网膜色素上皮脱离，年龄相关性黄斑变性，脉络膜骨瘤和中心性浆液性脉络膜视网膜病变等。

3. 应进行荧光素眼底血管造影、A超和B超检查。

4. 视网膜动脉充盈前期，病灶出现似脉络膜血管形态的强荧光。在视网膜循环期，荧光素迅速渗漏，融合扩大，呈强荧光。病灶表面和边缘有弱荧光点。

5. B超可见扁平的隆起性病灶，常伴有浆液性视网膜脱离。

6. 患者中年女性，慢性病程，结合患者主诉、辅助检查，考虑为脉络膜血管瘤。孤立性脉络膜血管瘤典型的眼底表现为后极部或视盘旁边界清晰的圆形橘红色隆起，表面可有色素沉着。A超瘤体内高反射为特征性改变。B超检查常可发现扁平占位性病变，其回声与周围脉络膜回声一致。吲哚菁绿造影（ICG）是观察脉络膜血管病变的较好手段。ICG早期可见网状的肿瘤血管性强荧光，随后荧光渗漏、融合呈强荧光。ICG晚期由于瘤体内染料一部分从瘤体自身血管排空，一部分渗入瘤体周围脉络膜和视网膜下腔，形成瘤体内强弱荧光交杂，而周围为边界清晰强荧光环包绕的"桑葚样荧光"，又称为"冲刷现象（dye wash out）"。

7. 治疗：激光光凝封闭表面来自脉络膜的血管。可使原有的视网膜下积液逐渐吸收，从而使脱离的神经上皮与色素上皮粘连，促进黄斑部视网膜脱离复位。近年来使用经瞳孔温热疗法和光动力治疗孤立性脉络膜血管瘤也取得了良好的疗效。对于位于黄斑区及附近的脉络膜血管瘤推荐光动力疗法治疗。

【眼底检查图像】

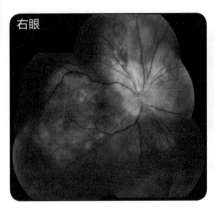
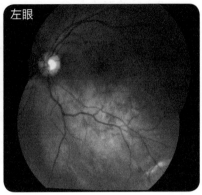

【病史描述】

69 岁女性，因乳腺癌伴全身多处转移拟收入我院肿瘤科住院治疗，近期双眼视力明显下降，现至眼科会诊。

1. 该患者眼底有何异常表现？
2. 可能的鉴别诊断有哪些？
3. 患者需行哪些辅助检查？

【补充信息】

FFA 如下图所示。

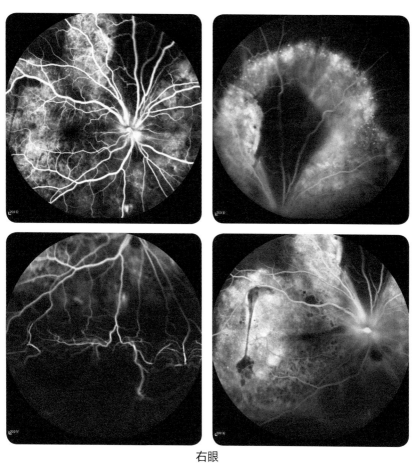

右眼

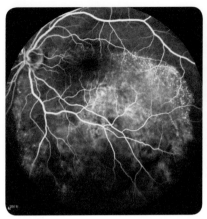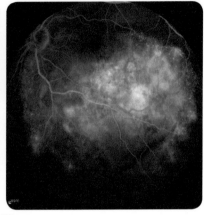

左眼

4. 患者首要诊断及其特征为何?

5. 如诊断成立，如何治疗?

1. 双眼后极部视网膜弥漫水肿，局限视网膜脱离（右眼重），多处脉络膜呈现均匀一致的奶黄色鳞片状圆形扁平隆起；右眼视盘水肿、边界模糊。

2. 脉络膜转移癌，脉络膜恶性黑素瘤，脉络膜骨瘤，脉络膜血管瘤，眼内淋巴瘤，脉络膜局限性出血和出血性视网膜色素上皮脱离。

3. FFA及ICGA，视野，A超、B超，必要时行CT、MRI甚至细针抽吸活检。

4. 脉络膜转移癌。好发于中老年患者，占眼内转移癌的81%，原发癌以乳腺癌、肺癌、消化道癌多见，可为单眼或双眼。多因肿瘤累及后极部以视力减退为主诉，可伴有眼球疼痛或闪光感、视野缺损。在原发癌确诊前易被误诊、漏诊。

5. 治疗困难，根据患者症状、脉络膜转移癌部位及活动性、原发癌及其他转移癌情况选择全身治疗和眼局部治疗。如瘤体较小可考虑经瞳孔温热疗法和光动力疗法或放疗。

【眼底检查图像】

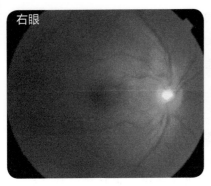

右眼

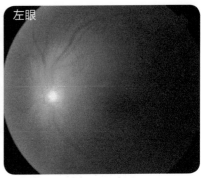

左眼

【病史描述】

　　52 岁男性，因双眼视力进行性下降 1 年余前来就诊，既往有无痛性溃疡性病变及局部淋巴结肿大，2 年前曾有不洁性交病史，否认高血压、糖尿病、冠心病。双眼前节：双眼结膜轻充血，角膜清，KP（－），前房常深，房闪（＋），细胞（＋），阿罗瞳孔，对光反射消失，调节反射存在，晶体密度稍高。双眼彩色眼底照相图片如上。

问　1. 该患者眼底有哪些异常表现？

　　2. 还需行哪些检查？

【补充信息】

患者荧光梅毒螺旋体抗体吸附试验（＋）、快速梅毒滴度 1：4，该患者 FFA 如下：

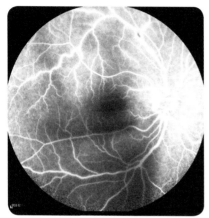 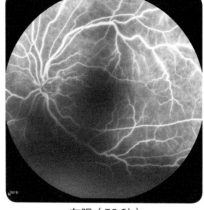

右眼（2 分 26 秒）　　　　　　左眼（58 秒）

3. 如何描述 FFA？

4. 最可能的诊断是什么？

5. 如何与 HIV 相关脉络膜视网膜疾病相鉴别？

6. 如何治疗？

7. 预后如何？

1. 双眼玻璃体混浊，视盘稍充血，视网膜静脉迂曲扩张。

2. 感染八项、OCT、FFA、ICGA。

3. 双眼视网膜动脉纤细，视网膜静脉迂曲扩张，管壁荧光素渗漏，视盘荧光素轻渗漏。

4. 双眼梅毒性葡萄膜炎、视网膜炎。

5. 一般来讲，梅毒和HIV感染/AIDS同属于性传播疾病，可以同时发生。但是梅毒早期就有典型的表现，且各期均有各自特点，病原体检测确诊较为容易，两者鉴别详见下表：

	梅毒	AIDS 并发巨细胞病毒性视网膜炎
病原体	梅毒螺旋体	HIV 病毒 / 巨细胞病毒
传播途径	性传播（皮肤黏膜损害、唾液、乳汁、精液、尿液）、胎盘、输血	血液、精液、阴道分泌物母乳为主，很少通过唾液
流行病学	古老，遍及世界	发现 30 余年，局部流行
全身表现	分期明显，各期体征典型	不定，晚期有典型表现
前节	肉芽肿性前葡萄膜炎	非肉芽肿性前葡萄膜炎
玫瑰疹	有	无
玻璃体混浊	常见	不常见
视乳头水肿	常见	不定
病灶部位	中周部为主	后极部为主
病变进展	较慢	发病急
受累程度	相对较轻	重
预后	好	差

6. 青霉素是治疗梅毒、梅毒性葡萄膜炎及梅毒性脉络膜视网膜炎的主要药物。用药宜早，剂量宜足。眼部炎症严重时，可以在使用抗生素之后，适当加用糖皮质激素治疗前后葡萄膜炎，以减轻炎症，缓解病情。但要注意使用时机和剂量，否则会加重病情，迁延进展。

7. 根据眼部受累的部位、严重程度、诊断及治疗时机，预后不同。及时诊断治疗，预后良好；但病变晚期，可出现视神经萎缩，RPE萎缩，严重影响视力。

【眼底检查图像】

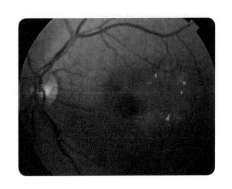

【病史描述】

　　45 岁男性，主诉左眼视力轻度减退 2 年余至眼科门诊就诊。查体视力右眼 1.0，左眼 0.6，双眼眼压正常，双眼前节无明显异常。右眼眼底正常，左眼彩色眼底照相图片如上。

1. 需考虑哪些疾病？
2. 该患者眼底有何异常？

【补充信息】

患者行荧光素眼底血管造影。

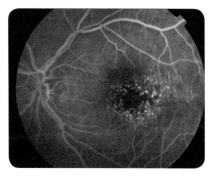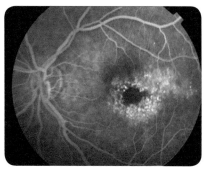

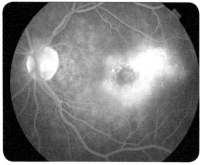

3. 荧光造影有何异常表现?

4. 考虑患者诊断为何?

5. 该病如何治疗?

1. Coats病、视网膜分支静脉阻塞、放射线视网膜病变、糖尿病视网膜病变等。

2. 黄斑中心凹周围1~2PD可见毛细血管扩张，中心凹颞侧为主，扩张的毛细血管外围有黄色点状硬性渗出，视网膜轻度水肿。

3. 造影早期病变区域视网膜毛细血管扩张，邻近小动脉和小静脉呈囊样扩张，有大小不等的血管瘤。黄斑拱环破坏、环缘不规整、环外毛细血管网眼间隙扩大。造影过程中，病变区异常血管荧光素渗漏明显，晚期持续强荧光。

4. 患者无糖尿病、高血压病史，无放射治疗病史，结合患者影像表现，考虑诊断旁中心凹视网膜毛细血管扩张症。

5. 若视力较好，可观察。若黄斑水肿持续存在，影响视力，可以选用抗VEGF药物眼内注射治疗。有渗漏的微血管瘤如在拱环外，可谨慎行激光治疗。

【眼底检查图像】

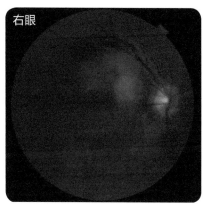

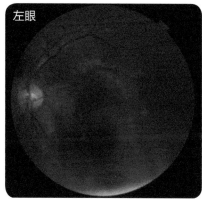

【病史描述】

　　34 岁女性，因心悸、头晕、视物模糊 6 个月就诊，裂隙灯检查双眼前节无明显异常，患者眼底所见如上图。

1. 患者双眼眼底有何异常表现？
2. 患者行血常规检查，发现血红蛋白减低，考虑患者诊断为何？
3. 患者眼底改变是否具有诊断的特异性？
4. 该病下一步如何诊治？

1. 患者右眼视乳头边缘模糊，颜色稍淡。视乳头上视网膜血管颜色较淡，动静脉颜色相近，视网膜静脉迂曲，双眼视网膜视乳头周边及后极部散在火焰状或圆形出血，可见视网膜内界膜前出血。双眼可见散在棉絮斑。

2. 考虑患者为贫血性眼底病变。

3. 贫血的眼底表现难以反映贫血的不同类型。眼底改变轻重一般与贫血程度相关。

4. 内科查贫血原因，针对原发病治疗。

【眼底检查图像】

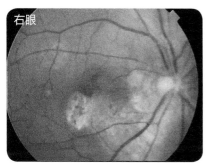

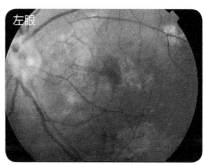

【病史描述】

　　41 岁男性，因进行性视力下降 5 年余来诊，患者自述视力下降后可维持稳定一段时间，之后再次出现视力下降，反复发作多年。行眼科检查，视力：右眼 0.6，左眼 0.4；眼压：右眼 16.0mmHg，左眼 15.0mmHg。KP（－），房闪（－），细胞（－）。玻璃体未见细胞。眼底所见如上图所示。

【补充信息】

　　为进一步明确诊断，患者做了荧光素眼底血管造影及吲哚菁绿荧光血管造影，FFA 上可见萎缩区域早期弱荧光，病损边缘强荧光，晚期陈旧病变区荧光素着染（如下图所示）。ICGA 可见病灶区域从早期到晚期均表现为弱荧光。同时为患者行结核菌素试验，结果阴性，胸部 X 线片未见明显异常。追问病史，患者无猫狗接触史。

1. 患者眼底有何异常表现？
2. 需要考虑哪些疾病？
3. 考虑何病可能性大？
4. 该病分为哪几型？
5. 该病如何治疗？

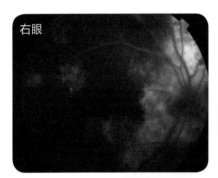

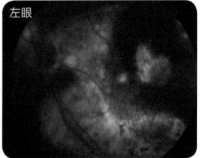

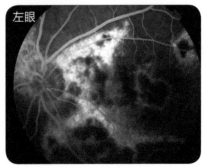

1. 患者右眼可见视盘周围延伸至颞侧色素改变，呈现萎缩改变，颞下血管弓内出现一边界较模糊的黄白色病灶。左眼视盘周围延伸至颞下方的广泛区域萎缩改变，色素改变，黄斑周围也出现萎缩病灶。视盘水肿，边界不清。

2. 需要鉴别匍行性脉络膜炎、急性后极部多灶性鳞状色素上皮病变、结核性脉络膜炎、外层视网膜弓形虫病及脉络膜缺血等。

3. 匍行性脉络膜炎。

4. 分为视盘周围型（典型性），黄斑型，Ampiginious型（非典型性变异）。

5. 目前尚无有效治疗方法，激光光凝不能延缓发病病程，激素或抗代谢药治疗效果不一致，激素与环孢素A联合应用可能有一定疗效。

【眼底检查图像】

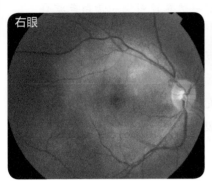

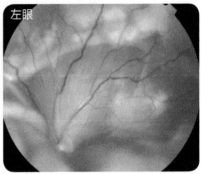

【病史描述】

    35 岁男性，因左眼视力下降 6 个月前来就诊。

1. 患者可能的鉴别诊断有哪些?

2. 需行哪些辅助检查?

【补充信息】

    FFA 及 ICGA 如下图所示（4 分 32 秒，15 分 29 秒）。

病例
41

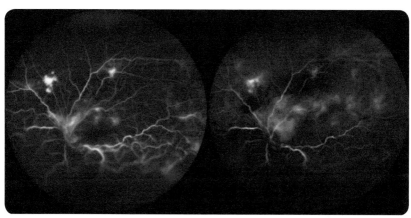

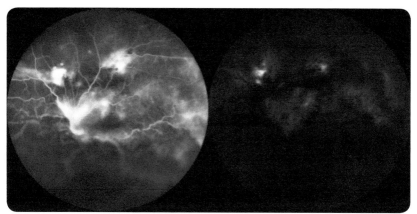

眼 B 超：睫状体脉络膜脱离呈环形带状回声，与球壁之间呈液性暗区。视网膜脱离。

UBM：巩膜增厚，睫状体脱离。

3. 根据上述辅助检查结果，患者诊断为何？

4. 该病如何进行临床分型？

5. 该病应如何治疗？

1. 多灶性浆液性脉络膜病变，疱性视网膜脱离，孔源性视网膜脱离伴脉络膜脱离，后巩膜炎，急进性高血压视网膜病变，VKH等引起的渗出性视网膜脱离。

2. 眼压，眼部超声，UBM，FFA及ICGA，CT，MRI，验光。

3. 葡萄膜渗漏综合征。

4. Uyama将本病分为3型。1型为小眼球，2型为正常眼球，均有巩膜异常。3型为正常眼球，巩膜正常，称为特发性。

5. 本病药物治疗效果较差。通常采用手术治疗以使脱离的脉络膜视网膜复位。主要包括涡静脉减压术（目前少用）、巩膜板层切除术、巩膜瓣下巩膜切除术。

【眼底检查图像】

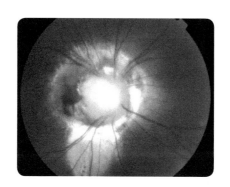

【病史描述】

    13 岁男性,自幼右眼视力差来诊。查视力:0.02/1.0,双眼前节无明显异常。

?
问
1. 眼底有何表现?
2. 需考虑哪些可能诊断,为鉴别该病,可行哪些检查,患者为何病可能性大?
3. 若患者行荧光素眼底血管造影检查,可能会有什么发现?
4. 该病的病因是什么?好发人群是什么?
5. 该病有何治疗手段?

1. 视乳头部位可见视盘凹陷和扩大，在视盘凹陷底部有不透明白色组织填充；其边缘不规整，隆起似一环形嵴。嵴环外为视网膜脉络膜萎缩区。有多支血管从扩大的相当于视乳头边缘处爬出嵴环，向四周视网膜分布，走行平直，较少分支。其动、静脉不易分辨，管径均细窄，有的伴有白鞘。眼底改变形似牵牛花。

2. 考虑牵牛花综合征、青光眼、先天性视乳头小凹。可行视野、OCT、FFA检查。患者视盘凹陷扩大，视乳头边缘多支平直血管，牵牛花综合征可能性大。

3. 视乳头早期弱荧光，视乳头血管属视网膜中央血管系。早期盘周萎缩区内窗样缺损，透见强荧光。眼底可见脉络膜毛细血管无灌注。晚期视乳头上增殖的组织着染，持续强荧光。

4. 牵牛花综合征是一种先天性视乳头发育不全的疾病。好发于幼儿和青年，平均发病年龄为13岁，男性略多于女性，多为单眼发病。

5. 由于该病病因为视乳头发育不全，因此无特殊治疗。

【眼底检查图像】

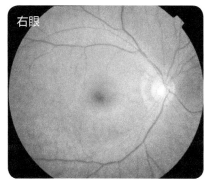

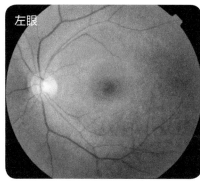

【病史描述】

28 岁女性，诊断系统性红斑狼疮 6 年，其间口服羟氯喹治疗，6个月前出现双眼视物模糊、色觉异常。

1. 如何描述该患者眼底表现？

2. 患者需要行哪些辅助检查？

【补充信息】

患者入院行 FFA、FAF 检查，如下图。

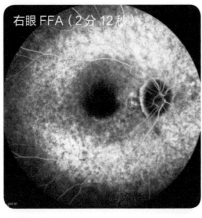
右眼 FFA（2分12秒）

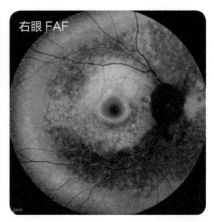
右眼 FAF

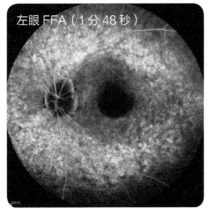
左眼 FFA（1分48秒）

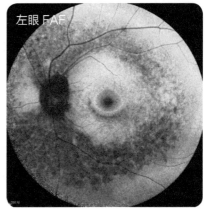
左眼 FAF

3. 如何描述该患者FFA、FAF结果?

4. 患者的诊断为何?

5. 该患者可能的鉴别诊断有哪些?

6. 该病应如何治疗?

7. 该病预后如何?

1. 双眼黄斑区见环形脱色素区，周围环以色素沉着环（牛眼样黄斑）。

2. 色觉检查、视野、FAF、OCT、FFA、ERG、EOG。

3. FFA：双眼局部视网膜窗样缺损，呈斑驳样强荧光。

   FAF：双眼局部视网膜可见弱荧光区，中间点、线状强荧光，黄斑区可见强荧光环。

4. 双眼羟氯喹中毒性视网膜病变。

5. 视锥细胞营养不良、氯喹中毒性视网膜病变、良性同心性环形黄斑营养不良、Spielmeyer-Vogt-Batten病、Stargardt病、年龄相关性黄斑变性。

6. 应立即停药，避免视网膜进一步损伤。

7. 轻度RPE改变可恢复，并保持良好的视力，但对于RPE严重受损的患者，即使停药，病情仍可能进一步恶化，出现视力下降。

【眼底检查图像】

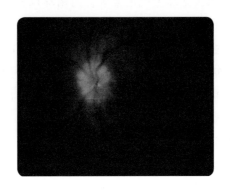

【病史描述】

48 岁女性，突发左眼视力下降 2 日来门诊就诊。查视力：1.0/0.3，右眼眼底大致正常，左眼眼底如上图所示。

1. 患者眼底有何异常表现？需考虑鉴别哪些疾病？

2. 患者下一步最应进行的辅助检查为何？

3. 患者行视野检查后，发现左眼生理盲点经一弧形缺损区与周围视野缺损相连，跨过水平中线，乳头黄斑束不受损。提示患者的诊断可能为何？

4. 下图为患者荧光素眼底血管造影图示，有何特征？

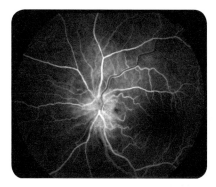
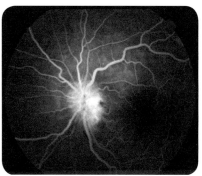
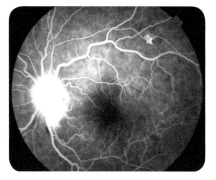

5. 该病常见病因为何?

6. 该病如何治疗?

1. 患者视盘水肿，边界较模糊，视盘周围有火焰状出血，视网膜动脉稍细。需考虑鉴别缺血性视神经病变、急性视神经炎、颅内占位病变的视乳头水肿、Foster Kennedy综合征等。

2. 下一步最应做的是视野检查。视野检查有利于发现一些疾病特征性的视野缺损表现，有助于诊断。

3. 患者的视野表现为典型的缺血性视神经病变视野缺损。

4. 造影早期，视盘呈现节段性弱荧光，造影晚期视盘呈现荧光渗漏。

5. 缺血性视神经病变根据发病原因可分为动脉炎性缺血性视神经病变和非动脉炎性视神经病变。前者由巨细胞性动脉炎引起，患者年龄偏大，常伴有大血管的炎症，如颞动脉炎，多为双眼先后发病，视力损害较重。非动脉炎性年龄较前者小，约有50%以上患者伴有高血压，25%的患者伴有糖尿病，约25%的患者为双眼发病。

6. 目前尚无有效治疗。皮质类固醇激素可减轻水肿，短期内可以给予大剂量的皮质类固醇激素，辅以血管扩张药、降低眼压药物以及B族维生素营养神经药物。对于糖尿病、高血压患者，应慎用皮质类固醇药物，针对病因对其高血压、动脉硬化、糖尿病等全身性疾病进行处理。

【眼底检查图像】

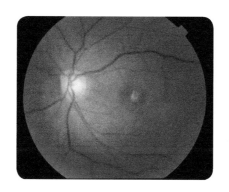

【病史描述】

67 岁男性，主诉左眼视力下降、视物变形 1 年。行眼科查体，视力：右眼 0.8，左眼 0.2；眼压：右眼 17.0mmHg，左眼 17.5mmHg。右眼眼底大致正常，左眼眼底如图所示。

1. 患者左眼眼底有何异常？

2. 需进行哪些疾病的鉴别诊断？

3. 为进一步明确诊断，需进行哪些检查？

【补充信息】

患者行荧光素眼底血管造影（FFA）及吲哚菁绿眼底血管造影（ICGA），如下图。

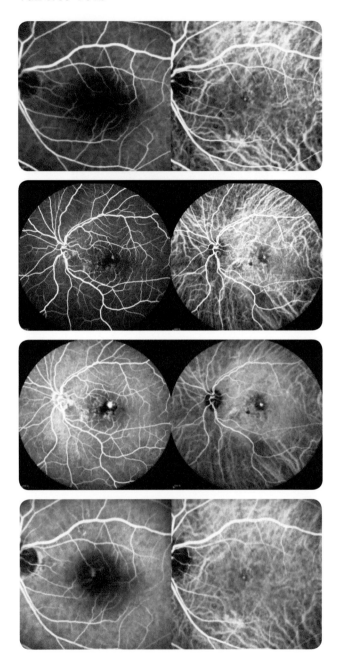

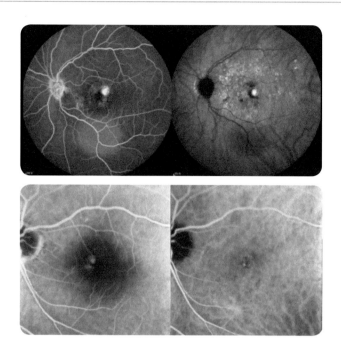

?
问 4. 患者者FFA和ICGA有何异常表现?

【补充信息】

患者病灶处 OCT 扫描结果如下图。

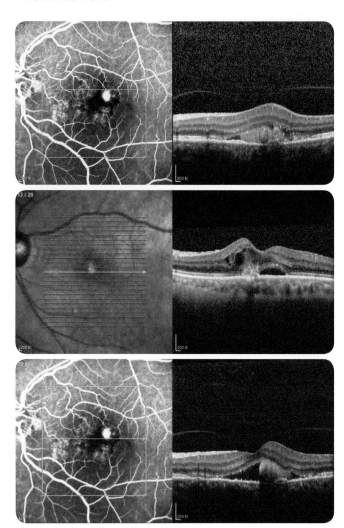

5. 患者OCT有何异常表现?

6. 患者诊断为何?

7. 该病的治疗方法有哪些?

1. 患者左眼黄斑区水肿，可见不规则出血，黄斑中心凹上方黄白色渗出。

2. 高度近视、息肉状脉络膜血管病变、眼组织胞浆菌病、血管样条纹症，其他脉络膜新生血管疾病。

3. 应行荧光素眼底血管造影、吲哚菁绿眼底血管造影、OCT检查。

4. FFA：早期可见黄斑区强荧光，随着造影过程，强荧光区逐渐增强，晚期中央见强荧光灶，外围弱荧光环，再外围是斑驳的强荧光。

   ICGA：造影早期可见黄斑中心区颗粒样强荧光，随着造影过程，强荧光无明显变化。

5. 黄斑区色素上皮局部隆起，神经上皮层脱离，中心凹下局部椭圆体带不连续，神经上皮水肿。神经上皮下团块状病变。

6. 湿性年龄相关性黄斑变性。

7. 治疗手段包括抗新生血管治疗、光动力疗法、激光治疗、经瞳孔温热疗法、曲安奈德治疗、手术治疗等。当今抗VEGF药物眼内注射治疗是湿性年龄相关性黄斑变性（wAMD）的一线治疗，对于依从性差、随访不便患者可考虑光动力治疗，出于经济因素考虑，中心凹以外病灶可尝试选用激光治疗。抗VEGF药物种类众多，主要包括雷珠单抗、阿柏西普、康柏西普，国外也有用贝伐单抗治疗的大量经验。根据患者的依从性、药物种类，实际工作中往往采取较为灵活的随访方案。

【眼底检查图像】

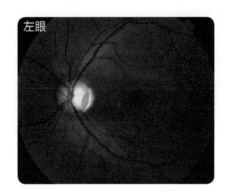

左眼

【病史描述】

    48 岁男性，以左眼视力下降 6 个月入院，否认高血压、糖尿病等全身疾病。

1. 如何描述该患者眼底表现?

2. 为明确诊断还需行哪些检查?

【补充信息】

    患者行 OCT 和 FFA 检查，左眼结果如下。

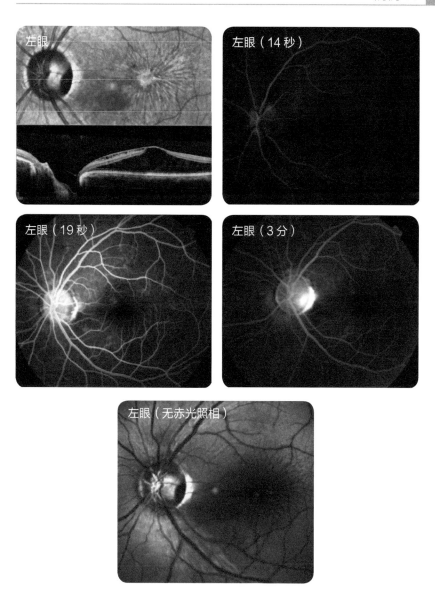

左眼

左眼（14秒）

左眼（19秒）

左眼（3分）

左眼（无赤光照相）

3. 如何描述OCT及FFA？

4. 最可能的诊断是什么？

5. 该病的主要鉴别诊断有哪些？

6. 常见并发症有哪些？

7. 如何治疗及随访？

8. 该病预后如何？

1. 左眼视盘边界清晰，颞侧黄白色凹陷区内可见一1/4 PD 椭圆形暗区，视网膜血管穿过凹陷区，黄斑区灰云状混浊，未见中心凹反光。

2. OCT、FFA、ICGA、视野。

3. OCT：左眼视乳头颞侧筛板组织缺失，呈无组织反射的暗区；黄斑区表现为单纯视网膜外层分离（外层劈裂），可见液性暗区。

   FFA：造影早期左眼视乳头已有荧光，颞侧可见一边界清晰的无荧光区；造影中期上述无荧光区出现强荧光，比视乳头其他部位荧光强，黄斑区未见明显渗漏。

4. 左眼视盘小凹。

5. 获得性小凹（假性小凹），中心性浆液性脉络膜视网膜病变，年龄相关性黄斑病变，孔源性视网膜脱离，脉络膜肿瘤，高血压性视网膜病变，视网膜色素上皮脱离，特发性脉络膜渗漏，炎性脉络膜异常。

6. 黄斑区浆液性视网膜脱离、黄斑区囊样变性、永存玻璃体动脉、睫状视网膜动脉、视盘下半部分缺损。

7. 治疗：①孤立视盘小凹无须治疗；②视盘小凹合并黄斑浆液性脱离：大多数病例可用激光局部光凝视盘颞侧边缘；③难治性病例可行玻璃体手术治疗。

   随访：①孤立视盘小凹：每年复查眼压、散瞳检查眼底和视野，如有症状尽快复诊；②视盘小凹合并黄斑浆液性脱离：建议治疗后每3～4周进行复查，密切关注视网膜下液吸收的情况。

8. ①视盘小凹合并黄斑部浆液性脱离虽有自限性的可能，但有较高复发风险；②长期黄斑部浆液性神经上皮脱离，视力最终严重下降；③激光光凝一般可使视网膜复位，但视力能否好转取决于黄斑是否已发生囊变；④黄斑未发生囊变者，视力还可恢复或提高；⑤若黄斑部已有较大范围蜂窝样变性，视力则很难提高。

【眼底检查图像】

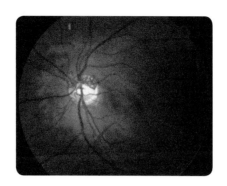

【病史描述】

40岁男性，既往体健，体检发现左眼眼底彩色照相图片如上，遂就诊。

1. 如何描述该眼底表现？
2. 最可能的诊断是什么？
3. 该病的主要发病机制是什么？
4. 该病的主要鉴别诊断有哪些？
5. 该病如何治疗？

1. 左眼视乳头上方可见螺旋状盘绕的血管襻，并向上方视网膜伸延，颜色近于动脉。

2. 视盘血管襻。

3. 对于先天性视盘血管襻的发病原因尚不清楚，目前其发生机制有以下几种假说：① 胚胎期视网膜血管长入Bergmeister视盘，此后这种神经胶质视盘逐渐萎缩，血管脱离周围所致；② 玻璃体动脉残留所致；③ 胚胎期视网膜血管发育时因某种体质、流体力学或其他因素使得该处血管扭曲呈襻。

4. 获得性视盘血管襻（后天性）。对于获得性视盘血管襻，多发生在缺血型视网膜中央静脉阻塞的患者中，也可继发于视盘肿瘤。

5. 先天性视盘血管襻多为良性病变，并发视盘旁出血或视盘旁血管出血较少，而多可自发吸收，预后良好，因此无须特殊治疗，仅需密切随访。

【眼底检查图像】

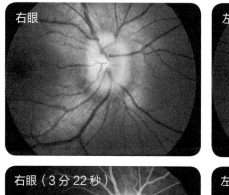

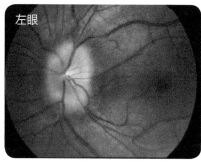

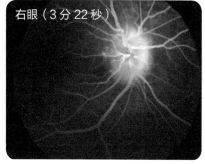

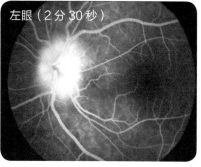

【病史描述】

43 岁男性，双眼一过性视物不清，伴头痛、复视、恶心、呕吐，双眼彩色眼底照相图片和 FFA 结果如上。

1. 如何描述该患者彩色眼底照相图片和 FFA 表现？
2. 最可能的诊断是什么？
3. 产生该病的原因有哪些？
4. 为明确病因可行哪些检查？
5. 该病如何分期？
6. 该病的主要鉴别诊断有哪些？
7. 该病如何治疗？

1. 彩色眼底照相图片：双眼视乳头充血、肿胀、隆起，视盘边缘不清，盘周血管界线模糊，视网膜静脉充盈。

   FFA：双眼视乳头水肿隆起呈强荧光，周围组织着染，左眼较重。

2. 双眼视乳头水肿。

3. 颅内肿瘤、假性脑瘤、矢状窦血栓、中脑导水管狭窄、硬膜下或硬膜外血肿、颅内动静脉畸形、蛛网膜下腔出血、脑脓肿、脑炎、脑膜炎、脑积水、特发性高颅内压。

4. 血压测量，颅脑CT、MRI、DSA、腰椎穿刺。

5. 根据病因不同，在视乳头水肿发生的数日或数周内进展为如下几期。

   （1）初期：视乳头表现为轻度充血和视乳头周围神经纤维层轻微肿胀，自发性静脉搏动可消失。

   （2）急性期：视乳头周围神经纤维层明显水肿，伴随视乳头周围神经纤维层出血。

   （3）慢性期：视乳头水肿程度轻于急性期，少有出血，可出现视乳头白色凝结物（假性玻璃膜疣），可出现睫状血管分流，视力下降多由此开始加速。

   （4）萎缩期：为该病终末期，视乳头苍白，患者多表现为明显的视力下降和视野缺损。

6. 假性视乳头水肿、视乳头炎、高血压性视神经病变、视网膜中央静脉阻塞、缺血性视神经病变、浸润性视神经病变、Leber遗传性视神经病变、眼眶视神经肿瘤、糖尿病视乳头病变、甲状腺相关视神经病变、葡萄膜炎、胺碘酮中毒。

7. 首先应针对病因进行治疗，同时给予营养神经药物，必要时给予高渗药或利尿药以减轻水肿；若上述方法无效，则可针对视乳头水肿行分流手术和视神经鞘减压术。

【眼底检查图像】

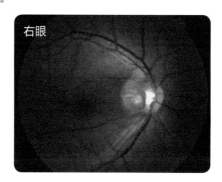

右眼

【病史描述】

46 岁女性，既往体健，体检发现右眼彩色眼底照相图片如上，遂就诊。

1. 如何描述该眼底表现？
2. 还需行哪些检查？

【补充信息】

患者行 FFA 检查，右眼结果如下：

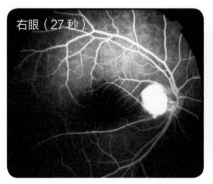

右眼（27秒）

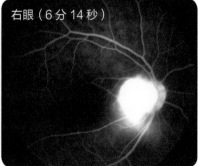

右眼（6分14秒）

3. 如何描述该患者FFA表现？

4. 最可能的诊断是什么？

5. 主要鉴别诊断有哪些？

6. 该病的临床分型是什么？

7. 如何治疗？

1. 右眼视乳头颞侧可见1个橙红色、直径约1.0 PD的球状隆起，边界尚清，遮挡视乳头颞侧边缘，肿物表面及边缘有血管相连。

2. FFA、B超、A超。

3. 早期（27秒）右眼视乳头颞侧肿物迅速形成强荧光；晚期（6分14秒）染料轻微渗漏，周围组织无明显着染。

4. 视乳头血管瘤。

5. 视乳头肉芽肿，视神经乳头炎，视乳头周围网膜下新生血管膜，视乳头水肿。

6. 分为内生型和外生型

   （1）内生型：圆形，橘红色，边界清楚，累及部分或整个视盘的病变。病变位于内界膜下并凸向玻璃体腔内生长。

   （2）外生型：橘黄色，边界不清，常从视乳头边缘伸入邻近的视网膜下间隙。视乳头边缘常会伴有浆液性视网膜脱离，或视乳头周围、黄斑区神经上皮层环形的脂样沉积。

7. 多数视乳头血管瘤生长缓慢，很少引起自发性玻璃体出血，故观察即可。

   若发展和并发视网膜血管瘤而有出血者，可行电凝、光凝或冷凝视网膜血管瘤，但效果欠佳，视力预后较差。

   光动力疗法有一定疗效。

【眼底检查图像】

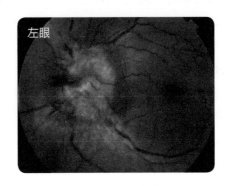

【病史描述】

46 岁男性，左眼视物模糊 1 个月，逐渐加重，否认视物变形、黑影遮挡等。

1. 如何描述该患者眼底表现?

2. 结合眼底表现，可考虑哪些诊断?

3. 为确诊还可行哪些检查?

【补充信息】

患者入院行 FFA 检查，左眼结果如下：

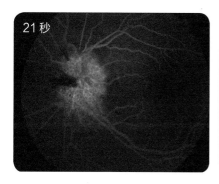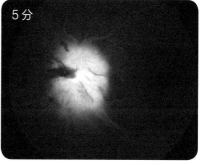

問 4. 如何描述FFA？

5. 最可能的诊断是什么？

6. 该病主要分型是什么？

7. 该病有哪些并发症？

8. 该病如何治疗？预后如何？

1. 左眼视乳头水肿、充血、隆起，边界不清，可见棉絮斑在视乳头及其附近，沿小动脉可见浅层火焰状出血，视网膜静脉迂曲扩张。

2. 视乳头血管炎，颅内压增高所致视乳头水肿，缺血性视乳头病变，埋藏性视乳头玻璃膜疣，视网膜中央静脉阻塞，视网膜静脉周围炎。

3. 视野、OCT、FFA、ICGA，必要时行颅压测量。

4. 左眼造影早期视乳头边界模糊，其上毛细血管扩张及渗漏，视乳头鼻侧可见出血荧光遮蔽；造影晚期视乳头边界亦不清，视乳头及邻近视网膜明显渗漏，荧光增强，鼻侧可见出血荧光遮蔽。

5. 视乳头血管炎

6. Ⅰ型视乳头血管炎：临床和眼底荧光血管造影主要表现类似颅内压增高所致的视乳头水肿，但通常仅为单眼，是一个良性过程，适当的激素治疗反应好。

   Ⅱ型视乳头血管炎：临床和眼底荧光血管造影类似于视网膜中央静脉阻塞，对激素治疗效果相对较差，通常为良性。

7. Ⅰ型通常无并发症；Ⅱ型因黄斑水肿可致中心视力损伤，静脉有白鞘，部分可见视神经睫状静脉出现。

8. ①全身筛查病灶，如有阳性体征，可作对症治疗；②激素有助于控制视网膜中央静脉炎症及视乳头上小血管的炎症，防止静脉血栓形成及向视网膜中央静脉近端扩展，以保持其视乳头上筛板区小分支的开通，从而建立视网膜-睫状循环；③早期大剂量激素治疗可减轻炎症反应，降低毛细血管的渗透性，对于发病时间短、轻度病变者效果显著，一般数周即可恢复正常，对病程长、中重度病变者则疗效差。

Ⅰ型视乳头血管炎：主要用激素治疗，采用泼尼松龙或泼尼松。初始剂量可为80mg/d，1周后视力与眼底如明显好转，可逐渐减量；3～6周后，可用小剂量维持至6个月，以防复发。

Ⅱ型视乳头血管炎：激素治疗效果不如Ⅰ型，可联合激素与活血化瘀药物等综合治疗；其通常为良性病程，需要18个月或更长的时间，通常视力恢复较好。

【眼底检查图像】

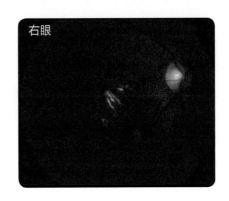

右眼

【病史描述】

60 岁男性，因右眼无痛性视力下降 3 周就诊，否认视物变形、黑影遮挡等。自诉高血压病史 26 年，否认糖尿病、高度近视病史。右眼彩色眼底照相图片如上。

1. 如何描述该患者眼底表现？
2. 若要确诊还可行哪些检查？

【补充信息】

患者行 FFA 检查，结果如下。

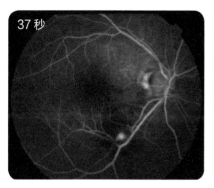

37 秒

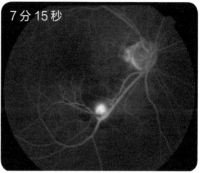

7分15秒

3. 如何描述FFA？

4. 考虑的诊断是什么？

5. 该病的主要病因是什么？

6. 该病的主要鉴别诊断是什么？

7. 该病如何治疗？

1. 右眼颞下Ⅱ、Ⅲ级视网膜动脉血管分支交叉处可见一淡黄色瘤样膨出，后极部视网膜水肿，多处视网膜内出血，星芒状及成簇硬性渗出，视网膜动脉明显狭窄，动静脉交叉征（＋）。

2. OCT、FFA、ICGA。

3. 右眼37秒颞下Ⅱ、Ⅲ级视网膜动脉血管分支交叉处可见一处团状强荧光，外围毛细血管扩张，附近有出血，呈弱荧光；随FFA时间延长，团状物荧光增强，周围轻微渗漏。

4. 视网膜大动脉瘤，高血压性视网膜病变。

5. 系获得性的视网膜血管异常，多由于动脉粥样硬化或高血脂及全身患有血管性疾病造成。病理学检查发现视网膜血管壁肌层消失，弹性下降，在血压高的情况下容易膨出扩张而出现瘤样改变。

6. Coats病，IRVAN综合征（特发性视网膜血管炎、动脉瘤和神经网膜炎），糖尿病视网膜病变，Valsalva视网膜病变，视网膜毛细血管扩张症，视网膜毛细血管瘤，视网膜海绵状血管瘤，脉络膜黑素瘤，特发性息肉样脉络膜血管病变，渗出性年龄相关性黄斑变性，放射性视网膜病变。

7. 出血通常不治疗，因为出血通常继发于血栓形成，且通常只发生一次，可自行消退。
   （1）光动力疗法或激光治疗瘤体。
   （2）激光封闭无灌注区，但激光可能造成动脉瘤破裂从而导致视网膜出血或玻璃体积血，需谨慎。
   （3）抗VEGF治疗可用于黄斑水肿。
   （4）内科会诊治疗高血压等全身疾病。

【眼底检查图像】

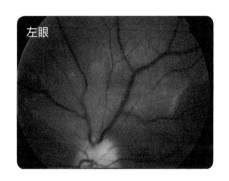

左眼

【病史描述】

46 岁男性，左眼无痛性突发部分视野丧失，伴一过性黑矇。既往高血压病史，药物控制尚可，左眼彩色眼底照相图片如上。

1. 如何描述该患者眼底表现?
2. 若要确诊还需行哪些检查?

【补充信息】

患者行 FFA，左眼结果如下。

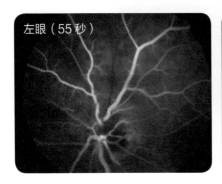

左眼（55秒）

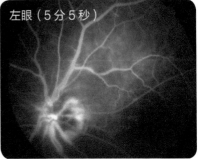

左眼（5分5秒）

3. 如何描述FFA结果？

4. 最可能的诊断是什么？

5. 该病的主要鉴别诊断有哪些？

6. 该病的主要病因是什么？

7. 该病如何治疗？

8. 该病的预后如何？

9. 该病如何随访？

1. 左眼视乳头边界欠清，视网膜上方水肿呈灰白色混浊，且该区域动脉明显变细、静脉略变细。

2. FFA、视野、眼电生理。

3. 55秒，左眼视乳头上方分支动脉无灌注，上方视网膜轻度强荧光；5分5秒，视网膜静脉荧光消退，上方分支动脉远端呈节段样荧光，上方视网膜荧光增强。

4. 左眼视网膜分支动脉阻塞。

5. 弓形虫病，巨细胞病毒感染，Wegener肉芽肿病，结节性多动脉炎，系统性红斑狼疮，眼毛霉菌病等引起的视网膜炎。

6. 高血压，动脉硬化，青光眼，视盘玻璃疣，血管炎症（如梅毒，系统性红斑狼疮等），血液黏稠度改变（如红细胞增多症，多发性骨髓瘤，冷球蛋白血症等），血小板功能异常，眼眶疾病（如甲状腺眼病，眼眶肿瘤、眼眶动静脉瘘等），Susac综合征，药物（如避孕药、利尿剂等）。

7. 治疗：①在改善视力方面无有效治疗方法，由于中心视力预后相对较好，通常不需要进行眼球按摩和前房穿刺；②尽管缺乏有效的眼部治疗，但全身检查仍有必要，积极治疗原发病；③药物治疗，如血管扩张药、降眼压药、纤溶剂、营养神经药等；④必要时可行激光治疗、碎栓术治疗。

8. 视网膜分支动脉阻塞的预后一般较好，尽管与阻塞区域对应的视野缺损常可持续存在，但大多数未经治疗的患者视力可恢复到20/40或更好。

9. 患者需及时评估以治疗任何潜在的疾病（尤其是巨细胞动脉炎）；发病3～6个月需重新评估以及检测疾病的进展情况。

【眼底检查图像】

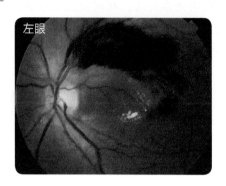

左眼

【病史描述】

　　64 岁男性，左眼突发下方固定黑影来诊。既往高血压病史。门诊查视力右眼 1.0，左眼 0.6，裂隙灯检查双眼未见明显异常。

1. 患者眼底有何异常表现?
2. 需要考虑哪些疾病?
3. 为明确诊断需做什么检查?

【补充信息】

下图为患者荧光素眼底血管造影图片。

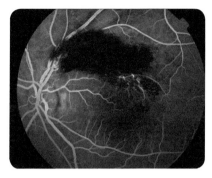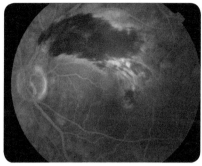

?

4. FFA有何异常表现？

5. 常见并发症有哪些？

6. 该病如何治疗？

1. 视网膜颞上象限静脉迂曲扩张，大片火焰状出血，周边部视网膜深层出血；动脉反光增强，黄斑周围可见黄色硬性渗出物。

2. 需鉴别视网膜分支静脉阻塞，高血压性视网膜病变，糖尿病视网膜病变。

3. 需进行荧光素眼底血管造影、OCT检查。

4. 视网膜颞上方大片出血遮盖，未被遮盖处可见静脉迂曲，散在微血管瘤。

5. 黄斑水肿，玻璃体积血，新生血管，新生血管性青光眼。

6. 治疗：①可进行全身病因检查和药物治疗，病因主要包括高血压、动脉硬化、高血脂、糖尿病、感染等，药物治疗包括抗凝与纤溶、降低血液黏稠度、抗感染治疗等。②激光治疗，当分支静脉阻塞合并持续的黄斑水肿或荧光素眼底血管造影证实毛细血管无灌注区超过4～7个视乳头直径或存在新生血管时，可给予激光治疗，否则可给予观察。③当黄斑水肿持续存在，可考虑使用曲安奈德玻璃体腔注药，或者抗血管内皮生长因子（VEGF）药物玻璃体腔注药，对于减轻黄斑水肿较为有效。④手术治疗，存在严重玻璃体积血，非手术治疗不能吸收者可行玻璃体切除术。⑤出现新生血管性青光眼，降眼压药物无法控制眼压时，可行玻璃体腔抗VEGF药物注射，或者睫状体光凝联合全视网膜激光光凝治疗，或联合其他青光眼手术。

【眼底检查图像】

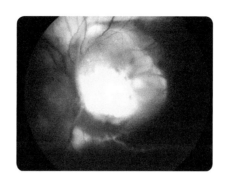

【病史描述】

　　5 岁男童，因家长发现患儿视力减退、斜视 6 个月来就诊。

1. 该病可能的诊断是什么？需要与哪些疾病相鉴别？
2. 患者眼底荧光素血管造影如下图，有什么表现？
3. 该病的定义为何？
4. 该病的眼底特征是什么？
5. 该病的好发人群和好发部位为何？

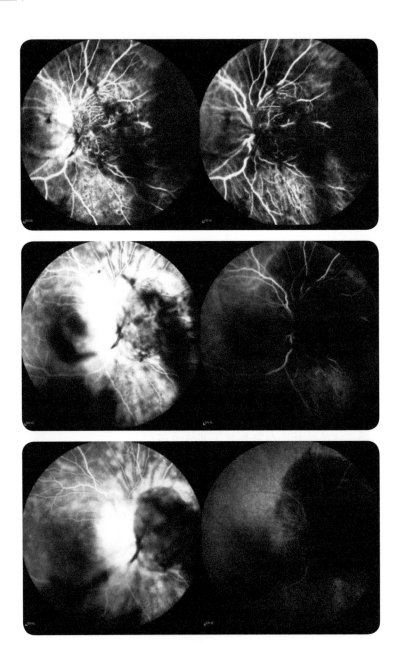

1. 视网膜和视网膜色素上皮联合错构瘤。需要与以下疾病相鉴别：Coats病、牵牛花综合征、视网膜母细胞瘤、脉络膜黑素瘤、视盘玻璃膜疣、视神经乳头炎等。

2. 荧光素眼底造影：早期瘤体内可见众多弯曲的小血管，动静脉期荧光素渗漏，晚期瘤体周围残余荧光。鼻侧由于色素沉着，荧光遮蔽。

3. 视网膜和视网膜色素上皮联合错构瘤是胚胎时期正常的视网膜、视神经胶质组织发育异常，形成外观似肿瘤的新生物，但没有肿瘤的特点，不是真正的肿瘤。

4. 视乳头附近可见不规则半透明隆起似机化的组织，位于视网膜前，有较多迂曲小血管，于视乳头处血管迂曲更为显著，黄斑常被牵拉而移位，但无继发性视网膜脱离，病损周围可有弥漫性的色素沉着。

5. 本病较为少见，多见于儿童，常因视力减退、斜视而就诊。单眼发病居多，可发生在眼底的任何部位，但多位于视乳头的颞侧和后极部。

【眼底检查图像】

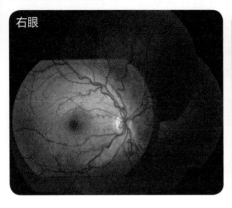

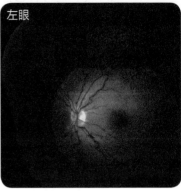

【病史描述】

53 岁女性，因体检提示眼底病变就诊。

1. 该患者眼底有何异常表现?

2. 可能的鉴别诊断有哪些?

3. 该患者诊断为何? 如何治疗?

【补充信息】

该患者后转至内科就诊，诊断为红细胞增多症。

1. 双眼视乳头轻度充血，上、下方边界稍模糊，视网膜静脉明显迂曲、色暗红，动脉走行尚可。

2. 可能的鉴别诊断如下。

（1）先天性视网膜血管迂曲：静脉异常较动脉多见，可累及双眼或单眼，有时合并面部或其他部位血管瘤。

（2）病理性视网膜血管迂曲：视网膜血液循环淤滞及全身血管或血液异常。

3. 由于患者眼底异常以静脉迂曲为主，且合并全身血液系统异常（红细胞增多症），考虑为视网膜静脉淤滞（病理性）。眼科无须特殊治疗，以治疗全身原发病为主。

【眼底检查图像】

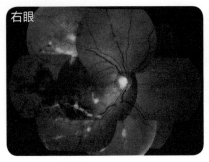 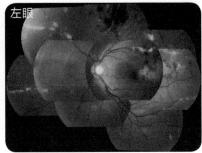

右眼　　　　　　　　　　　　　左眼

【病史描述】

　　30 岁男性，双眼无痛性视物模糊 1 个月。5 年及 2 年前右眼曾两次突发视物不见，于当地医院诊断为右眼玻璃体积血，服用中药后逐渐好转。

1. 该患者眼底所见有何异常？

2. 可能的鉴别诊断有哪些？

3. 该患者诊断为何？

4. 需行哪些辅助检查？

【补充信息】

　　FFA 如图所示（右眼 1 分、12 分，左眼 6 分、7 分、9 分）。

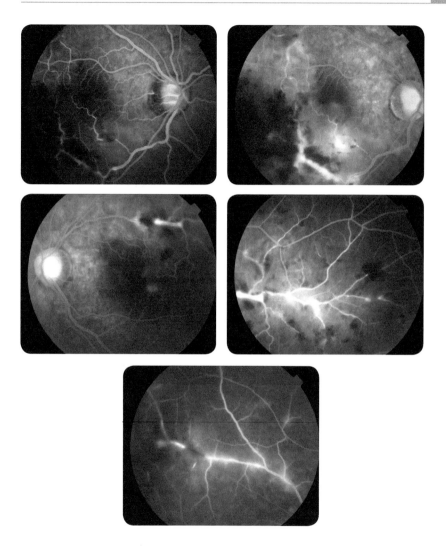

 5. 该病的临床特征有哪些？

6. 该病如何治疗？

1. 双眼视网膜静脉白鞘、管径不均，视网膜出血、局部水肿。

2. 视网膜静脉周围炎，结核性脉络膜视网膜炎，巨细胞病毒视网膜炎，HIV视网膜病变，急性视网膜坏死，梅毒性脉络膜视网膜炎，巨细胞动脉炎，Susac综合征，Coats病等。

3. 根据右眼复发性玻璃体积血病史及双眼眼底表现，诊断为双眼视网膜静脉周围炎（Eales病）。

4. 需行以下辅助检查：

   （1）FFA：可见受累静脉管径不均，管壁荧光素渗漏及着染，毛细血管扩张、渗漏，周边视网膜无灌注区。

   （2）B超：玻璃体积血时可行B超，除外视网膜脱离。

   （3）OCT：明确黄斑是否受累。

5. 本病多见于青年男性，20～30岁多见，常双眼发病，病程长而发展慢，可表现为复发性玻璃体积血，早期时详查周边眼底多可见周边部视网膜小静脉充盈扩张、管径不均，血管旁白鞘伴出血、渗出。

6. 针对病变的不同阶段采用观察、类固醇类激素、视网膜激光光凝及玻璃体切除手术清除积血等。

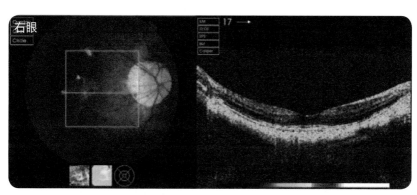

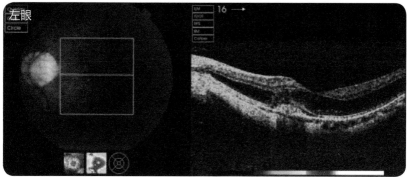

【病史描述】

　　36 岁男性，因左眼视物模糊伴视物变形 2 个月前来就诊。双眼 OCT 如图所示。完善相关检查后诊断为：双眼病理性近视视网膜病变、左眼继发性 CNV。给予左眼玻璃体腔雷珠单抗注射。

　　1. 初次就诊时OCT还可见何种病变？如何分类？
　　2. 该病需与哪些疾病相鉴别？

【补充信息】

患者复诊时诉视力较前提高，视物变形好转。

以下为多次复诊时左眼 OCT。

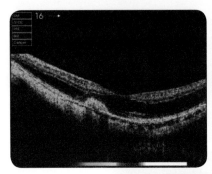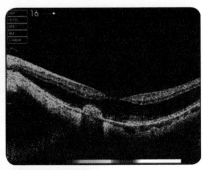

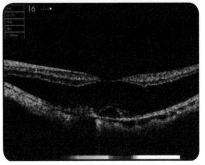

？

问 3. 目前针对此病变如何处理？

【补充信息】

患者第 4 次复诊时诉左眼视力明显下降，伴视物变形加重。
OCT 如下图：

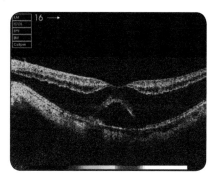

4. 患者左眼视力下降可能原因为何？

5. 该患者现阶段需要如何处理？

1. 左眼可见病理性近视继发黄斑劈裂（视网膜劈裂）。
   视网膜劈裂（症）可分为先天性和获得性。先天性即 X
   连锁青少年型，而获得性又可分为变性型和继发型。

2. 视网膜劈裂应与视网膜囊肿、视网膜脱离及脉络膜恶性
   黑素瘤等相鉴别。

3. 目前尚无明显症状。应密切随访，复查眼底及 OCT、视
   野，以记录病变区是否扩大或加重。

4. 除视网膜劈裂加重外，主要与中心凹脱离加重及其范围
   扩大相关。

5. 明确的中心凹脱离可影响患眼视力预后，是手术指征。
   此时应考虑手术治疗。通常行玻璃体切除，术中是否联
   合剥除内界膜尚存在争议。也有文献报道可行后巩膜加
   固等外路手术治疗。

【眼底检查图像】

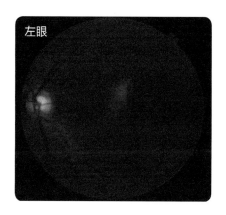

【病史描述】

52 岁男性，左眼视物变形、中心视力逐渐下降 6 个月余，加重 1 个月余。

1. 如何描述该眼底表现？
2. 若要确诊还需行哪些检查？

【补充信息】

患者行 OCT 检查，结果如下：

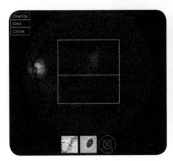 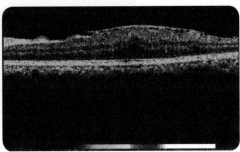

3. 如何描述OCT表现？最可能的诊断是什么？

4. 该病的病因学分类是什么？

5. 该病的主要鉴别诊断是什么？

6. 该病如何治疗？

7. 该病的预后如何？

1. 左眼黄斑区及附近视网膜表面可见一层放射状的半透明、增厚发灰的无血管性增殖膜，后极部视网膜出现皱褶，附近血管异位、走行迂曲，黄斑水肿增厚。

2. OCT、FFA。

3. OCT：左眼眼底黄斑区表面可见一层高反射信号带，与视网膜紧密粘连，中心凹高起，黄斑区水肿。

   最可能诊断为左眼黄斑前膜、黄斑水肿。

4. 按病因分为先天性视网膜前膜、继发性视网膜前膜和特发性视网膜前膜。

   （1）先天性视网膜前膜：主要发生在胚胎发育的早期（胚胎第6周），原始玻璃体膜粘连于视网膜内界膜，最后增生形成"前膜"或黄斑假裂孔。

   （2）继发性视网膜前膜：可继发于多种眼病或术后，常见以下眼部病变：如视网膜裂孔、孔源性视网膜脱离、玻璃体后脱离、葡萄膜炎、眼球穿通伤、钝挫伤、视网膜脱离手术后多处放液、视网膜冷凝、视网膜光凝、视网膜电凝以及其他视网膜血管性疾病。

   （3）特发性视网膜前膜：指发生于正常且无任何已知其他眼病或玻璃体、视网膜病变的黄斑部视网膜前膜，多发生于50岁以上的老年患者，其确切病因并不清楚。

5. 糖尿病视网膜病变，黄斑囊样水肿，脉络膜新生血管，黄斑裂孔，脉络膜皱褶，视网膜和视网膜色素上皮联合错构瘤，视网膜色素变。

6. 治疗：①大多数单眼发病且视力在20/50以上的黄斑前膜

患者常无明显症状，不需治疗；②对于视力在20/60以下或视物变形症状明显的患者，玻璃体切除联合膜剥除术可能有益；③极少情况下，膜可自发松解，症状缓解。

7. 对于玻璃体切除联合膜剥除术后的患者，视力恢复取决于术前临床表现、黄斑前膜持续时间等，大部分患者视力恢复发生于术后3～6个月，小部分患者视力提高发生于术后1～2年；极少数患者黄斑前膜可自发松解，症状缓解。

【眼底检查图像】

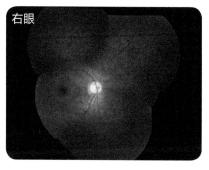

右眼

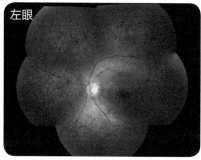

左眼

【病史描述】

20 岁女性，主诉自幼夜盲伴视力下降前来就诊。

?

问

1. 患者眼底有何异常表现？

2. 诊断为何？鉴别诊断需要考虑哪些疾病？

3. 该病的典型三联症是什么？

4. 对于怀疑此病的患者，还需进行哪些重要的辅助检查？可能会有哪些异常？

5. 该病的遗传方式有哪些？

6. 该病的治疗有何选择？

1. 双眼周边视网膜广泛脱色素与骨细胞样色素沉着。

2. 视网膜色素变性。需要鉴别：吩噻嗪中毒、梅毒、先天性风疹、色素性静脉旁视网膜脉络膜萎缩等。

3. 视乳头颜色蜡黄、视网膜血管狭窄及骨细胞样色素散布。

4. 需要进行的重要辅助检查如下。

（1）ERG：可出现振幅的进行性降低和最终熄灭，也可表现为潜伏期延长。

（2）暗适应：病变早期杆锥型变性的视杆细胞终阈值在3.50对数单位以上，锥杆型变性的视杆细胞阈值在2.00对数单位以下。病变晚期视野小于10°时，ERG熄灭，暗适应视杆细胞阈值显著升高。

（3）视野：早期病例中，典型的视野改变为环形暗点。通常视野改变开始于颞下象限，逐渐扩大，最后融合为典型的环形暗点。环形暗点可不规则，但大致与赤道部病变区相符。病程发展中，其他部位视野也逐渐受到损害，暗点向中周部与后极部发展。当周边视野全部丧失后，患者处于管视状态。最后，中心视野逐渐丧失，患者完全失明。

5. 该病的遗传方式有如下几种。

（1）常染色体隐性遗传：最常见，年轻时即可出现夜盲及视力丧失。

（2）常染色体显性遗传：病情最轻，发展最慢。

（3）X连锁隐性遗传：最少见，但病情最严重。

（4）散发。

6. 可适量补充维生素A。还可矫正屈光不正、使用遮光镜等。对于RP并发黄斑水肿者，布林佐胺滴眼可能有益。对于并发白内障者，可行白内障摘除联合人工晶状体植入术。近年来，基因治疗视网膜色素变性有了很大发展，以*RPE65*基因（rAAV2-CB-hRPE65）为代表的基因治疗（Luxturna），已经在临床试验中获得了肯定的疗效。

【眼底检查图像】

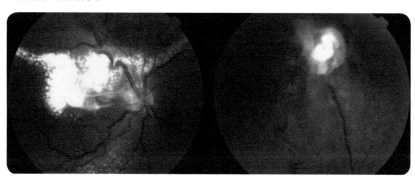

【病史描述】

　　27 岁男性，因发现腹腔多发占位性病变 2 个月就诊于我院内分泌科，现请眼科会诊。

　1. 该患者可能的鉴别诊断有哪些？

　　2. 患者需行何种辅助检查？

【补充信息】

　　内分泌科拟诊为 von Hippel-Lindau 病，目前待遗传学结果回报。

　　FFA 示：可见供养动脉迅速充盈及回流静脉，病灶周围毛细血管扩张，晚期荧光素渗漏显著。

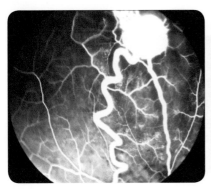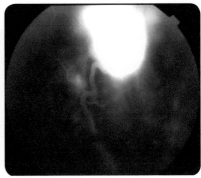

3. 患者的诊断为何？其典型特征是什么？

4. 该病应该如何治疗？

5. 该病预后如何？

1. Coats病，视网膜毛细血管瘤，视网膜海绵状血管瘤，视网膜蔓状血管瘤，视网膜大动脉瘤，家族性渗出性玻璃体视网膜病变。

2. FFA，B超，OCT。

3. 视网膜毛细血管瘤。可为孤立性，亦可为3号染色体短臂突变所致的常染色体显性遗传病von Hippel-Lindau病的组成部分，多见于青少年。多位于视网膜周边部，呈慢性进行性，早期可无任何症状。毛细血管扩张、逐渐由供养动脉及回流静脉吻合形成瘤体，呈暗红色或淡红色，可有白色不透明组织覆盖，少数瘤体位于视乳头附近。可分为渗出型和玻璃体视网膜型。

4. 可给予电凝、光凝、冷凝等方法破坏血管瘤，也可联合手术放液或行玻璃体切除术摘除瘤体。此外，von Hippel-Lindau病患者除做眼科和全身检查外，其家属也需筛查。

5. 预后取决于瘤体部位、大小、病变渗出及出血程度。早期治疗，尤其在并发症出现前进行治疗可望使视力提高或保持原有视力。但存在部分患者即使未接受治疗，病情也可稳定不进展，部分甚至可能自发退变。

【眼底检查图像】

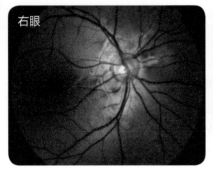

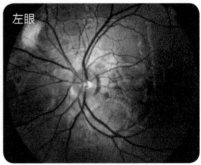

【病史描述】

　　41岁男性，以双眼无痛性、进行性视力下降1个月就诊，否认眼红、眼胀、视物变形等。

1. 所见眼底表现有哪些?
2. 最可能的诊断是什么? 可能病因有哪些?
3. 该病的主要鉴别诊断有哪些?
4. 为确诊还可行哪些检查?
5. 该病如何分期?
6. 该病主要治疗方法与随访方案是什么?

1. 眼底表现：①双眼可见视盘周围类似血管样的条纹组织，放射状从视盘向各个方向伸展，呈不规则形或轮辐状；②条纹逐渐变细，走行于视网膜血管之下，通过黄斑区，在后极部不同部位终止；③条纹旁可见色素脱失与萎缩的斑点，左眼较重；④颞侧周边部可见橘皮样外观。

2. 视网膜血管样条纹。

本病50%的患者无全身疾病，为特发性视网膜血管条纹；另外50%的患者常伴有系统性疾病，如全身弹性纤维发育异常综合征（Ehlers-Danlos综合征）、假性弹性黄色瘤病、畸形性骨炎（骨骼Paget病）、镰状细胞疾病、肢端肥大症、老年性弹性组织变性、铅中毒、神经纤维瘤病、马方综合征、青光眼-颜面血管瘤综合征（Sturge-Weber综合征）。

3. 近视性脉络膜视网膜变性（漆裂纹）、脉络膜裂伤。

4. OCT、FFA、ICGA：有助于诊断及排除脉络膜新生血管（CNV）。

全身体检：查找病因。必要时检查血清碱性磷酸酶及尿钙、血镰状细胞、血红蛋白电泳、皮肤或瘢痕组织活检。

5. 该病分期如下。

（1）无症状期：眼底可见典型血管样条纹改变，但黄斑区未受累，患者无临床症状。

（2）黄斑受累期：血管样条纹延伸增宽，累及黄斑，但未出现黄斑区出血及脉络膜新生血管，患者出现视力下降。

（3）脉络膜新生血管期：血管样条纹改变累及黄斑区，并出现黄斑出血渗出表现，视力受损严重。

（4）萎缩瘢痕期：黄斑区光感受器细胞萎缩、瘢痕形成，视力稳定。

6. 治疗：①若条纹不向黄斑区发展，对视功能影响不大，一般采取定期随访；②若条纹累及黄斑区并出现CNV，可根据病灶部位采用抗VEGF治疗、局部激光光凝、TTT及PDT治疗；③若存在潜在全身疾病，需联合内科治疗。

随访：每6个月复查1次眼底，监测CNV；告知患者定期检查Amsler方格表，一旦出现变化立即复诊。

【眼底检查图像】

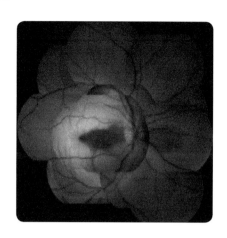

【病史描述】

42 岁男性，因右眼突发无痛性视力丧失 1 小时到急诊就诊。

1. 该患者眼底有何异常？
2. 根据临床表现及检眼镜检查能否诊断？
3. 该患者需要如何处理？
4. 可行哪些辅助检查？
5. 该病危险因素有哪些？
6. 该病预后如何？

1. "樱桃红点"，视网膜水肿、发白，动脉显著狭窄，视盘边界模糊，黄斑与视盘之间舌形橘红色区域。

2. 根据突发无痛性视力急剧下降及典型眼底表现可诊为视网膜中央动脉阻塞。

3. 对于视网膜中央动脉阻塞，其处理"分秒必争"，尽可能于发病90分钟内予以紧急处理，但目前尚无特效治疗。主要通过前房穿刺放液、眼球按摩、降眼压等方式扩张血管以期使栓子向动脉远端移动、恢复视网膜供血。全身给予扩血管药物静脉输液。条件允许时也可考虑行介入及溶栓治疗。

4. FFA可显示典型的视网膜动脉充盈迟缓。OCT可显示急性期视网膜内层增厚、反射信号增高，急性期后则显示视网膜变薄。OCTA能显示视网膜无灌注区。

5. 动脉粥样硬化，高凝状态，心瓣膜病，镰刀状细胞血液病，视乳头埋藏玻璃疣，视乳头前动脉环等。

6. 视力预后很差。存在睫状动脉供应黄斑者中心视力较好。

【眼底检查图像】

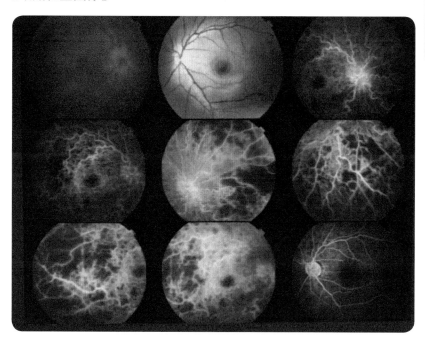

【病史描述】

65 岁男性，主诉右眼无痛性视力下降 6 个月来我院眼科就诊。查视力右眼 0.04，左眼 0.8；眼压右眼 17mmHg，左眼 18mmHg。患者彩色眼底照相及荧光素眼底血管造影如上图所示。

1. 患者眼底有何表现？患者荧光素眼底血管造影有何异常表现？
2. 患者诊断为何？该病有哪些常见危险因素，哪些常见并发症？
3. 该病如何治疗？
4. 该疾病的预后与自然病程如何？

1. 患者右眼底视乳头边界欠清，视网膜静脉迂曲扩张，可见散在片状出血、棉絮斑。左眼底大致正常。FFA：右眼视盘边界不清，视网膜静脉走行迂曲。后极部及周边视网膜可见大片无灌注区，大于10PD。视盘下方、黄斑颞侧视网膜静脉渗漏、管壁着染。左眼视盘边界清，未见明显异常。

2. 视网膜中央静脉阻塞（缺血型）。

   视网膜静脉阻塞的危险因素包括糖尿病、高血压、高脂血症、高同型半胱氨酸血症、血液高凝状态、全身炎性疾病、青光眼、短眼轴、睡眠呼吸暂停等。

   并发症主要包括两大类：第一类为黄斑部的并发症，如黄斑水肿、黄斑前膜形成、黄斑瘢痕形成等；第二类为新生血管及其并发症，如新生血管性青光眼、玻璃体积血、增殖、机化膜形成，牵拉视网膜形成裂孔或视网膜脱离等。

3. 视网膜中央静脉阻塞（CRVO）的治疗包括治疗引起视力丧失的原因，如黄斑水肿、缺血、虹膜或视网膜新生血管等及全身疾病的治疗，如高血压、高血脂等其他全身因素。同时应对患者进行密切随访，关注黄斑水肿、新生血管等并发症的变化。对于出现黄斑水肿的CRVO应尽早进行抗VEGF玻璃体腔内注射治疗，玻璃体腔内注射曲安奈德、地塞米松和其他糖皮质激素有效，但是有发生白内障和青光眼的风险。近年来缓释型地塞米松植入剂Ozurdex也获批用于治疗RVO相关黄斑水肿，取得了较好疗效。此外，局部光凝也可作为局部黄斑水肿（未累及中心凹）的治疗选择之一。CRVO虹膜或视网膜新生血管形成，可行全视网膜光凝（PRP）治疗，若PRP不足以控制新生血管形成，可考虑联合抗VEGF药物治疗。

4. 发生CRVO后，小部分患者的视力可自行改善，3～40个月视力通常≤73ETDRS字母，而起病之初视力为35～65ETDRS字母的患者，20%的患者可以自行改善。非缺血型CRVO中，约10%的患者可以完全缓解，视力恢复正常，不发生并发症。但是有约30%的患者在3年内会转为缺血型CRVO。缺血型CRVO中，超过90%的患者最终视力小于等于6/60。约37%的患者4个月内出现虹膜新生血管，23%的患者15个月内出现新生血管性青光眼。

【眼底检查图像】

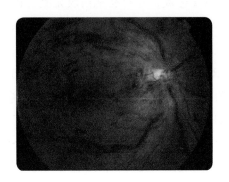

【病史描述】

　　62 岁男性，2 天前突发右眼视力下降来诊。眼科门诊查视力：右眼 0.3，左眼 0.8，眼压：右眼 15mmHg，左眼 16mmHg，双角膜透明，右眼瞳孔圆，RAPD（＋），左眼瞳孔圆，对光反射灵敏，双眼晶状体密度升高。

1. 患者右眼眼底有何表现？

2. 需要考虑哪些可能的疾病？

3. 可能的诊断为何？为明确下一步治疗方案，最需进行哪一项辅助检查？

【补充信息】

追问病史，患者高血压 10 余年，血压波动较大。3 年前体检发现高脂血症。下图为患者荧光素眼底血管造影图像。

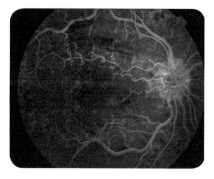 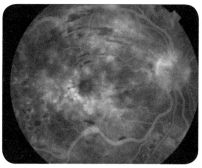

4. 该项检查有何异常表现？患者属于何种分型？

5. 该病如何治疗？

1. 患者右眼视乳头轻度肿胀，视网膜静脉色紫暗、迂曲扩张。眼底布满大小不等的视网膜出血斑。出血主要在浅层，呈现火焰状；在其周边亦可见圆形或不规则的深层出血。

2. 需考虑视网膜中央静脉阻塞，静脉淤滞性视网膜病变，糖尿病视网膜病变，高血压性视网膜病变等。

3. 可能为视网膜中央静脉阻塞。还需进行荧光素眼底血管造影检查，鉴别病变是非缺血型还是缺血型。

4. 患者视乳头有轻度毛细血管扩张，视网膜静脉迂曲扩张、有渗漏及管壁着染。在阻塞静脉引流区，可见视网膜毛细血管扩张与微血管瘤，出血斑遮蔽荧光。患者有轻微的毛细血管床无灌注，但程度尚达不到缺血型标准。因此考虑为非缺血型CRVO。

5. 非缺血型CRVO预后一般较好。全身病因检查，针对病因治疗，包括控制高血压、高血脂等原发病。防治血栓形成，降低血液黏稠度，扩张血管，如使用纤溶与抗凝药物、抗血小板聚集药物、抗感染治疗等。对存在持续性黄斑水肿者，可行玻璃体腔曲安奈德或抗血管内皮生长因子注药治疗。存在玻璃体积血，非手术治疗不能吸收者，可行玻璃体切除术治疗。荧光造影发现无灌注区，要密切观察，防止非缺血型转化为缺血型视网膜中央静脉阻塞。

【眼底检查图像】

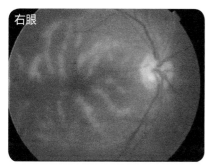

右眼

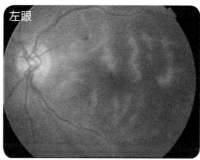

左眼

【病史描述】

　　67 岁女性因双眼视物模糊 3 天就诊。

1. 该患者眼底可见何种异常表现？

2. 可能的鉴别诊断有哪些？

3. 需要进一步追问何种病史？

4. 患者需行哪些眼科辅助检查？

【补充信息】

FFA 图如下。

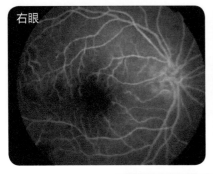 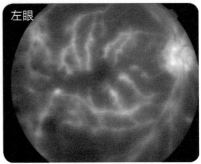

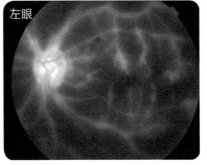

5. 患者的诊断为何？其有何流行病学特征？

6. 该病的治疗及预后如何？

1. 双眼视网膜动静脉粗细不均，广泛血管白鞘，呈霜枝样改变。

2. 霜枝样视网膜血管炎，结节病，视网膜静脉周围炎，葡萄膜炎，淋巴瘤。

3. 发病前是否有全身前驱感染症状，如发热、咳嗽、头痛、乏力等。该患者无前驱感染表现，但6个月前因自身免疫性溶血服用糖皮质激素治疗，2个月前因消化道大出血致全身多脏器功能衰竭，积极治疗后好转。

4. FFA，OCT，视野。

5. 霜枝样视网膜血管炎。首先由Ito于1976年报道，主要发生于健康青少年，10岁左右学龄期及20～30岁青壮年多见，常双眼发病，女性多见。

6. 激素治疗通常有效。较大剂量开始，根据病情逐渐减量。炎症控制后可给予激光光凝视网膜新生血管及无灌注区。多数患者视网膜周边遗留萎缩性改变，但治愈后不易复发。

【眼底检查图像】

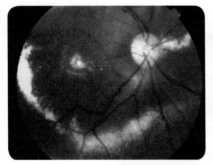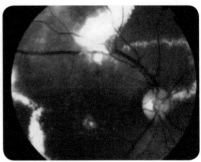

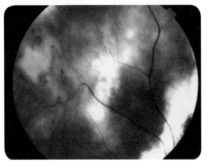

【病史描述】

31 岁男性，因右眼视力下降 5 个月余来我院眼科门诊就诊，查视力右眼 0.1，左眼 1.0，眼压右眼 13.5mmHg，左眼 14.2mmHg。散瞳查眼底，左眼眼底大致正常，右眼眼底所见如上图所示。

?

1. 患者右眼眼底有何异常表现？

2. 需考虑鉴别哪些疾病？

3. 患者行荧光素眼底造影检查，结果如下图。请问患者眼底造影有何异常？

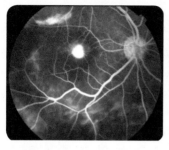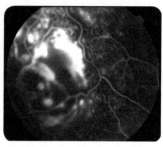

4. 患者诊断为何？
5. 该病如何分期？
6. 该病常见的并发症有哪些？
7. 该病如何治疗？

1. 患者右眼视乳头稍充血，黄斑颞侧及周边视网膜大量黄色渗出，黄斑有近圆形斑块，周围点状黄色渗出。小动脉局部不规则扩张。周边视网膜可见异常血管和瘤样扩张节段。

2. 视网膜静脉阻塞、糖尿病视网膜病变、视网膜母细胞瘤、急性视网膜坏死、转移性眼内炎、视网膜血管炎、特发性黄斑旁毛细血管扩张症等。

3. 可见黄斑区荧光渗漏，呈强荧光。周边视网膜无灌注区，分布着迂曲扩张的毛细血管，血管管壁呈囊样扩张，不同大小的血管瘤呈强荧光。局部视网膜隆起。

4. 外层渗出性视网膜病变（Coats病）。

5. Shields提出，可根据病情将Coats病分为5期：1期，眼底只有视网膜毛细血管扩张。2期，毛细血管扩张和渗出，2A为渗出在黄斑中心凹外，2B为中心凹渗出。3期，有渗出性视网膜脱离者。4期，有全视网膜脱离和继发性青光眼。5期，病程发展到终末期。

6. 黄斑水肿、虹膜新生血管、继发性青光眼、渗出性视网膜脱离。

7. 治疗：①药物治疗。糖皮质激素可促进水肿和渗出的吸收。②激光光凝，早期使用激光光凝粟粒状动脉瘤、微血管瘤及毛细血管扩张区，可使异常血管封闭、萎缩。如脂质广泛渗出，在无渗出区的边缘或渗出稀薄处激光光凝，可逐步促其好转。③电凝或冷凝。④如视网膜下积液多，渗出广泛，单用激光治疗难以生效，可行视网膜下放液，冷凝或放液术后激光。⑤联合抗血管内皮生长因子药物进行玻璃体腔注射有助于渗液吸收。

【眼底检查图像】

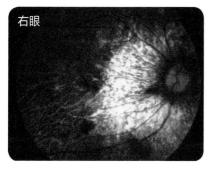

右眼

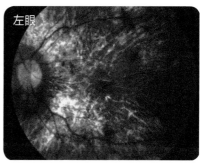

左眼

【病史描述】

  48 岁男性，自幼双眼视力差、夜间不能视物，因近年来双眼视力降至眼前手动前来就诊。

1. 该患者眼底有何异常表现？

2. 可能的鉴别诊断有哪些？

3. 患者还需行哪些辅助检查？

【补充信息】

  FFA 示：暗背景荧光、广泛无荧光区，残存稀疏脉络膜大血管影。ERG：熄灭型。

4. 患者诊断为何？其发病机制及特点是什么？

1. 双眼视网膜广泛色素脱失，视网膜色素上皮及脉络膜毛细血管萎缩消失，暴露脉络膜大血管，散在色素沉着，视网膜血管细窄。

2. 无脉络膜症，白化病眼底，视网膜色素变性，回旋状脉络膜萎缩，弥漫性脉络膜毛细血管萎缩，病理性近视。

3. FFA，OCT，ERG，遗传学基因检测，视野（视力尚存时）。

4. 无脉络膜症。X性连锁隐性遗传，男性发病，女性为基因携带者，基因定位于Xq13-21。双眼进行性、弥漫性全层脉络膜及视网膜萎缩，早期夜盲，视野进行性向心性缩小。通常10岁发病，40~50岁累及黄斑。

【眼底检查图像】

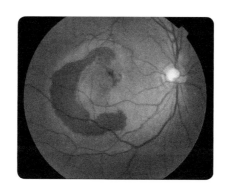

【病史描述】

　　59 岁男性，右眼无痛性、进行性视力下降 6 个月余，伴视物变形，遂就诊。入院查最佳矫正视力：右眼 0.1，左眼 1.0，双眼前节大致正常，否认糖尿病、高血压、高度近视等病史。

　　1. 右眼所见眼底主要表现有哪些？

　　2. 为确诊还需行哪些检查？

【补充信息】

患者入院后行 OCT、FFA、ICGA，如下图所示：

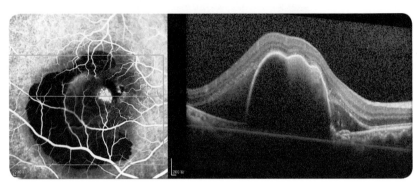

FFA-OCT（3分44秒）

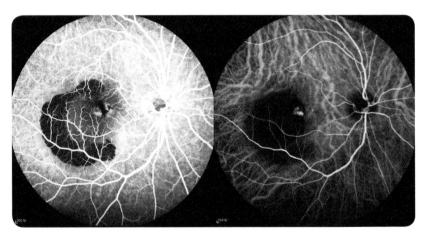

FFA-ICGA（1分5秒）

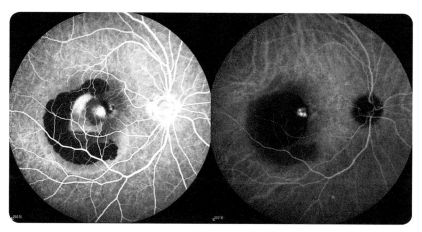

FFA-ICGA（7分29秒）

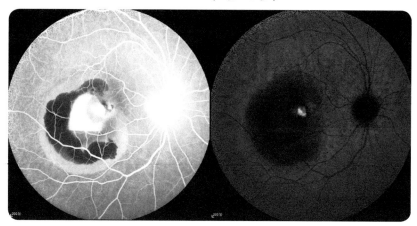

FFA-ICGA（24分53秒）

3. 最可能的诊断是什么？诊断依据是什么？

4. 该病的主要鉴别诊断有哪些？

5. 该病的疾病分型是什么？

6. 该病的主要治疗方法是什么？

1. 右眼后极部可见1个橘黄色病灶及视网膜下出血伴出血性色素上皮脱离，呈斑块状、舟状出血形态。

2. OCT、FFA、ICGA。

3. 右眼息肉状脉络膜血管病变（PCV）。

诊断依据：眼底彩照显示右眼后极部可见橘黄色病灶及视网膜下出血伴出血性色素上皮脱离；ICGA显示1分5秒，右眼有息肉状扩张病灶，晚期轻微渗漏。

4. 本病需与湿性年龄相关性黄斑病变（wAMD）进行鉴别，如下表所示：

	wAMD	PCV
年龄	中老年	中老年
性别	男女无明显差异	男性多见（亚洲）
种族	白色人种多见	有色人种多见
眼别	双眼多见	单眼多见
病变进展	快	相对较慢
眼底		
橘红色结节病灶	无	常见
硬性渗出	多	多
玻璃膜疣	常见	较多见
视网膜下出血	常见	常见
出血性 RPED	可见	更常见
瘢痕形成	常见	相对少见
ICGA		
新生血管网	可见	常见，异常血管较粗
息肉样病灶	无	常见
视力预后	差	预后个体差异较大

注：RPED. 视网膜色素上皮脱离

5. PCV分型如下表所示：

分型依据	分型	分型特征
OCTA	1 型 PCV	表现类似于 1 型 CNV，有可见供养、引流血管的 BVN 及息肉样病灶
	2 型 PCV	典型 PCV 或狭义 PCV，供养血管和引流血管均不可见，BVN 相对于 1 型 PCV 更小，并可见血管搏动，提示血流速度快
ICGA/FFA	A 型	息肉样病灶由互相连接的血管网供应，ICGA 表现为互相连接的血管网，而没有供养血管；FFA 表现为荧光素淤积，但无渗漏
	B 型	有供养血管和引流血管的 BVN 供应息肉样病灶；FFA 表现类似于 A 型 PCV
	C 型	ICGA 表现与 B 型 PCV 相同，为有供养血管和引流血管的 BVN；FFA 可见荧光素渗漏
病变部位	黄斑型	息肉样结构位于黄斑区
	视乳头旁型	息肉样结构在视乳头缘 1PD 范围内者
	血管弓型	息肉样结构指息肉状病灶位于颞上或颞下血管弓 1PD 范围内者
	中周型	息肉样病灶位于后极部以外的区域
	混合型	息肉样病灶在以上 2 个或 2 个以上区域均同时存在
眼底表现	出血型	除息肉样病灶外，主要为出血性 RPED 和（或）SMH
	渗出型	除息肉样病灶外，有明显的浆液性 PED 和（或）视网膜脱离以及大量黄白色脂质渗出

注：CNV. 脉络膜新生血管；BVN. 异常分支血管网；SMH. 大片视网膜下出血

6. 无症状的病变可暂时不治疗，定期随诊；有明显视力下降，合并明显视网膜下出血者应积极治疗：抗VEGF治疗可控制病情，改善症状，但封闭息肉样扩张的异常脉络膜血管效果较差，常需联合治疗；PDT、激光光凝、TTT治疗均可有效封闭病灶；对于较新鲜的大量黄斑下出血或玻璃体腔积血，需行手术治疗；有时需要几种方法联合治疗本病，才能取得最佳疗效；本病需长期随访。

【眼底检查图像】

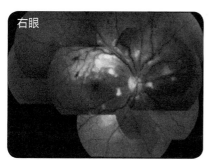
右眼

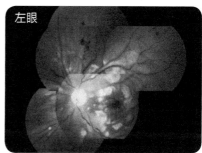
左眼

【病史描述】

　　35 岁女性，视力下降 1 个月就诊眼科。患者近 3 个月双颊出现红斑，伴有发热。双腕关节、肘关节、膝关节疼痛。患者散瞳后行彩色眼底照相如上图所示。

?

问　1. 请问患者眼底有何异常表现？

　　2. 需要与哪些疾病鉴别？

　　3. 患者双眼荧光素眼底血管造影如图，请问有何异常表现？

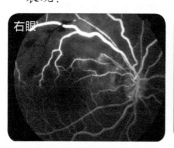
右眼

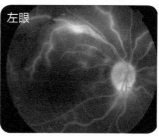
左眼

【补充信息】

追问病史，患者既往曾流产 4 次，血常规检查发现血小板计数明显降低。

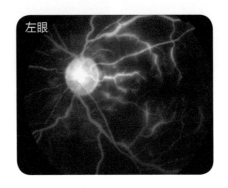

?问

4. 患者的诊断可能是什么？

5. 患者的血液检查可能会出现哪些异常结果？

6. 系统性红斑狼疮在眼部常见哪些表现？

7. 该病如何治疗？

1. 双眼底弥漫性水肿，可见大量棉絮斑，视乳头周围及血管周围视网膜出血，黄斑周围Purtscher斑，视网膜静脉迂曲扩张。

2. 需鉴别视网膜中央静脉阻塞、视网膜中央动脉阻塞、VKH、视网膜静脉炎、急性视网膜坏死、白塞病等。

3. 患者右眼早期可见分支动脉无灌注，颞上方有无灌注区，晚期可见血管周围渗出。左眼可见视盘荧光着染，血管周围渗出明显，视盘颞下方存在无灌注区。

4. 可能是系统性红斑狼疮（SLE）眼底血管病变。

5. 患者可能会有血三系减低、抗核抗体阳性、抗Smith抗体阳性、抗双链DNA抗体阳性、Coombs试验阳性、抗磷脂抗体阳性等。

6. 可侵犯眼睑皮肤、继发干燥综合征、视网膜血管病以及神经眼病。

7. 治疗应该包括全身治疗和眼部治疗。全身治疗包括激素、免疫抑制剂、生物制剂，其中需警惕激素和羟氯喹的眼部副作用。眼部治疗主要针对大片无灌注区、新生血管形成、黄斑水肿的病例，可选择激光、抗VEGF治疗，个别玻璃体出血、牵拉性视网膜脱离患者需要手术治疗。

【眼底检查图像】

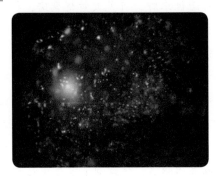

【病史描述】

67 岁女性，因体检提示左眼玻璃体混浊前来就诊，无不适主诉。

1. 可能的鉴别诊断有哪些？
2. 患者最有可能的诊断是什么？其典型特征有哪些？
3. 可行何种辅助检查？
4. 该病的治疗及预后如何？

1. 老年性玻璃体变性，高度近视玻璃体变性，玻璃体淀粉样变性，星状玻璃体变性，闪辉性玻璃体液化。

2. 星状玻璃体变性，1894年由Benson首先命名，又称Benson病。多发于健康老年人，单眼多见。表现为玻璃体内数以百计的黄白色、不同形状的近球形小体，大小可不等，随眼球运动而轻微飘动，但静止时恢复原位而不下沉，似雪球漂浮于玻璃体中。

3. B超检查：静态下玻璃体腔内可见孤立光点组成强回声团，光团回声较强，基本为球形，与球壁之间存在低回声区，转动眼球时光点小范围运动，运动停止时缓慢恢复原位。当星状小体影响眼底观察时可行OCT。

4. 很少影响视力，通常不需临床干预。合并白内障植入聚硅酮类IOL时有一定概率发生IOL表面钙化，需预先考虑选择聚丙烯酸酯类IOL。

【眼底检查图像】

病例 71

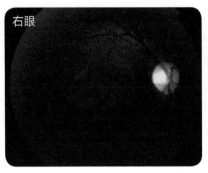

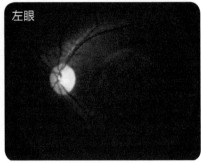

【病史描述】

　　18 岁男性，双视力减退 1 年就诊。双眼视力 0.1，眼压正常。双眼前节检查无明显异常。

1. 该患者眼底有何表现？

2. 为明确诊断，还需进行什么检查？可能会有什么发现？

3. 最可能的诊断是什么？鉴别诊断需考虑哪些疾病？

4. 若已明确该病诊断，该病的流行病学及遗传学特征有哪些？

5. 该病预后如何？有何治疗手段？

1. 双眼黄斑区色素紊乱，黄斑周围卵圆形多彩反光，中心凹反光消失，局部色素上皮萎缩。周边眼底可见黄色斑点。

2. 为明确诊断，还需进行荧光素血管造影。可见暗脉络膜背景荧光（脉络膜湮没征），黄斑区呈现窗样透见荧光（牛眼样强荧光）。

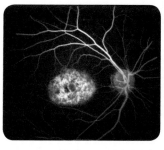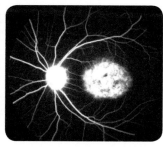

3. 最可能的诊断是眼底黄色斑点症（Stargardt病）。鉴别诊断需要考虑：Best病、视锥细胞营养不良、X连锁隐性遗传青少年型视网膜劈裂症、Spielmeyer-Vogt综合征、白点状视网膜变性和白点状眼底。Stargardt病典型的临床三联症为黄斑区萎缩、眼底黄色斑点和脉络膜湮没征。通过基因检查可进一步明确。

4. 双眼发病，发病率1/10 000，患者多在儿童或青年时期（20岁前）出现双眼视力下降。该病多为常染色体隐性遗传（致病突变基因多位于ABCA4基因），偶有常染色体显性遗传（致病基因为ELOVL4和STGD4）。

5. 该病预后不佳，无特效疗法。可根据患者需要进行随访。

【眼底检查图像】

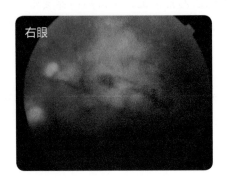

【病史描述】

55 岁男性，右眼无痛性视力下降 6 个月，有慢性玻璃体炎且对皮质类固醇治疗不敏感。

1. 如何描述该患者眼底表现？

2. 可能的诊断有哪些？

3. 为明确诊断还可行哪些检查？

【补充信息】

患者入院后行玻璃体活检（细针穿刺），病理提示眼内淋巴组织恶性肿瘤。

4. 该病的诊断是什么？

5. 该病如何治疗？

6. 该病的预后如何？

1. 透过混浊的玻璃体，可见右眼后极部橘红色隆起灶，形状不规则，边缘模糊，赤道部可见2个黄白色肿瘤，多个细小、奶油样点状病变沿视网膜血管分布，并伴有出血性视网膜血管炎。

2. 玻璃体炎，巨细胞病毒性视网膜炎，急性视网膜坏死，弓形虫病，结节病，多灶性脉络膜炎，急性后极部多灶性鳞状色素上皮病变，多发性一过性白点综合征，眼底黄色斑点症，脉络膜肉芽肿，无色素性脉络膜黑素瘤，脉络膜转移癌。

3. OCT、FFA、ICGA、颅脑MRI、房水细胞因子检查（IL10/IL6＞1提示原发性眼内淋巴瘤诊断），必要时行诊断性玻璃体切除取玻璃体液进行病理学检查。

4. 原发性眼内淋巴瘤。

5. 所有眼内淋巴瘤患者均应评估有无中枢神经系统或全身系统受累，包括神经检查、神经影像学检查、腰椎穿刺及骨髓活检；若病变局限于眼部，可仅用外部粒子束放疗，也可辅以眼内注射药物化疗和皮质类固醇治疗；继发性眼内淋巴瘤通常采用全身性化疗，并辅以皮质类固醇治疗。

6. ①若不治疗，大多数患者在诊断后数年内死亡；②复发较常见，尤其是治疗后的第一年内；③预后与病理分型、病变累及眼部部位有关。

【眼底检查图像】

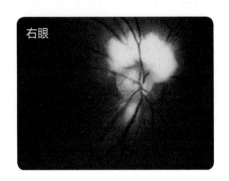

右眼

【病史描述】

    46 岁男性，既往体健，体检发现右眼彩色眼底照相图片如上，遂就诊。

1. 如何描述该患者眼底表现？
2. 最可能的诊断是什么？
3. 该病有何流行病学特征？
4. 该病的主要病因是什么？
5. 该病的主要鉴别诊断有哪些？

1. 右眼底呈豹纹状，视盘色淡红，视盘正上方、正下方可见两处浓密的白色髓斑，沿神经纤维走行，部分遮挡该处视盘及视网膜血管，从视盘边缘向外扩展呈羽毛状。

2. 视网膜有髓神经纤维。

3. 视网膜有髓神经纤维占眼科患者的0.3%～0.6%，男性发生者约为女性的1倍，80%为单眼发病，大多患者无遗传倾向。

4. 视网膜有髓神经纤维是一种发育异常性疾病。正常情况下，视神经髓鞘纤维在胚胎7个月时，开始由中枢神经向周围生长，在出生3个月后达到并终止于视盘筛板后端。从外侧膝状体至巩膜筛板段有髓鞘包绕，球内段神经纤维无髓鞘。若存在发育异常，神经纤维髓鞘的少突细胞从视神经异位至视网膜上，导致出生后髓鞘仍持续性生长，并越过筛板水平，达到视网膜甚至更周边的眼底。

5. 脉络膜视网膜炎，视乳头旁脉络膜炎（Jensen病），视乳头旁炎性渗出斑。

【眼底检查图像】

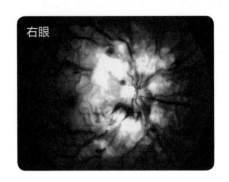

右眼

【病史描述】

20 岁女性，3 天前因车祸头部受碰撞伤、挤压伤，后出现右眼视力下降，入院查右眼视力 0.1，否认眼病病史，既往体健。

1. 如何描述该患者眼底表现？
2. 为进一步确诊还需行哪些检查？
3. 最可能的诊断是什么？
4. 该病常见的诱发因素有哪些？
5. 该病有哪些鉴别诊断？
6. 该病如何治疗？

1. 右眼视乳头色泽正常、稍水肿、边界尚清，周围大量棉絮斑、散在片状出血，视乳头周围及黄斑区可见黄白色斑块，视网膜血管迂曲扩张、走行异常，视网膜小动脉周围可见窄透明区。

2. FFA、ICGA、OCT。

3. 远达性视网膜病变（Purtscher视网膜病变）。

4. 常见的诱发因素有严重的头部外伤、胸部挤压伤、粉碎性骨折、受虐儿童综合征、举重等Valsalva动作、缢死等。

5. 以下情况应与Purtscher视网膜病变相鉴别。

   （1）医源性因素：球后或球周注射、肾移植、分娩、抗肿瘤治疗、药物过敏、介入栓塞术。

   （2）感染性疾病：急性胰腺炎/胰腺癌、感染性淋巴结炎、艾滋病。

   （3）结缔组织病：系统性红斑狼疮、青少年型皮肌炎、Still病、硬皮病。

   （4）血液病及血管病：多发性骨髓瘤、溶血性尿毒症、血小板减少性紫癜、冷球蛋白血症等。

6. 目前尚无确切的治疗指南公布。虽然目前国际上主流的观点是对Purtscher视网膜病变一般不予以治疗，但可以尝试的治疗方法有：大剂量糖皮质激素治疗、口服吲哚美辛、曲安奈德治疗、山莨菪碱、尿激酶、地巴唑及吸氧等。

【眼底检查图像】

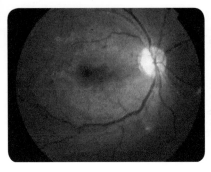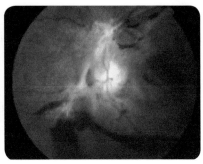

【病史描述】

47 岁女性，因进行性视力下降 2 年来眼科门诊就诊，既往糖尿病病史 7 年余。查视力右眼 0.8，左眼 0.2，眼压右眼 14.7mmHg，左眼 15.2mmHg。

?

问 1. 请问患者眼底表现有何异常？

2. 患者应进行哪些眼科辅助检查？

3. 患者行荧光素眼底血管造影，结果如下图，请问有何异常？

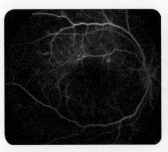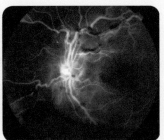

4. 患者眼底改变分期为何？

5. 该病的治疗原则为何？

1. 右眼可见视网膜动脉变细，视盘周围及后极部散在点状、线状出血，血管弓周围散在微动脉瘤、硬性渗出、视网膜内微血管异常。左眼视盘下方视网膜内界膜前出血，视盘周围可见硬性渗出、线状和片状出血，伴大片增殖膜。视盘周围多发视网膜内微血管异常。

2. 应行荧光素眼底血管造影、OCT检查。

3. 患者右眼FFA可见后极部大量微血管瘤、视网膜内微血管异常、线状及小片状荧光遮蔽区。左眼可见鼻侧视盘新生血管荧光渗漏，周边大片出血荧光遮蔽，视网膜内微血管异常、微动脉瘤。

4. 右眼糖尿病视网膜病变Ⅲ期，左眼糖尿病视网膜病变Ⅴ期。国际分期右眼重度非增殖性糖尿病视网膜病变（NPDR），左眼增殖性糖尿病视网膜病变（PDR）。

5. 该病的治疗原则如下。

（1）控制血糖、血脂及血压。

（2）激光治疗：包括局部光凝、格栅样光凝和全视网膜光凝。局部光凝最常用于糖尿病性黄斑病变。格栅样光凝主要用于治疗黄斑弥漫性渗漏所致的水肿。全视网膜光凝对增殖前和增殖性糖尿病视网膜病变是适宜的方法。对早期增殖性糖尿病视网膜病变，若病情较轻，仅有一个象限的小新生血管，可只做象限性播散性光凝或加局部光凝，但若视乳头上有新生血管、出现玻璃体与视网膜前出血等征象，则应早做全视网膜光凝治疗。

（3）玻璃体腔内注药：抗VEGF药物及皮质类固醇可有效减轻糖尿病性黄斑水肿，但疗效并不持久。

（4）玻璃体切除手术：增殖性糖尿病视网膜病变可发生严重玻璃体积血，日久未吸收者在玻璃体内形成机化膜或条索，牵拉引起黄斑水肿、黄斑异位甚至牵拉性视网膜脱离。玻璃体切除手术是治疗增殖性糖尿病视网膜病变的有效方法。手术可清除积血，切除机化膜，消除纤维组织赖以生长的支架，解除对视网膜的牵拉，还可同时行眼内激光光凝。

【眼底检查图像】

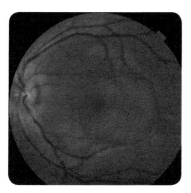
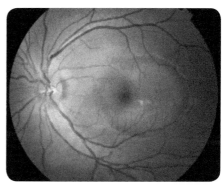

【病史描述】

    31 岁男性，因左眼视物发暗伴中央视物变形 20 天前来就诊。上图左图为首诊时彩色眼底照相图片，上图右图为 1 周后进一步检查时彩色眼底照相图片。

 1. 该患者眼底有何异常？

    2. 可能的鉴别诊断有哪些？

    3. 患者需行哪些辅助检查？

【补充信息】

    OCT 及 FFA（36 秒，2 分，5 分，10 分）结果如下。

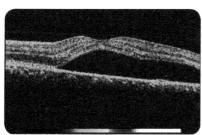
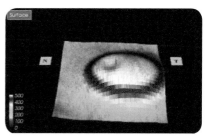

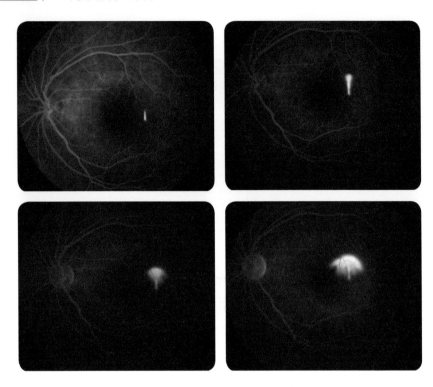

4. 患者OCT及FFA有何异常表现?

5. 患者的诊断为何? 该病典型症状有哪些?

6. 该病临床特征为何?

7. 该病应如何治疗?

1. 左眼黄斑区可见约4×3PD大小盘状浆液性视网膜浅脱离区，视网膜下可见灰黄色病变。两次随访间视网膜脱离范围稍扩大。

2. 中心性浆液性脉络膜视网膜病变，先天性视盘小凹，孔源性视网膜脱离，脉络膜肿物，特发性脉络膜新生血管，囊样黄斑水肿，VKH，后巩膜炎等。

3. OCT，FFA，ICGA，视野，Amsler表。

4. OCT示黄斑区及颞侧视网膜浆液性浅脱离，其下方局部RPE小隆起。

   FFA示静脉期黄斑区颞侧出现一个明显渗漏点，呈喷出型（炊烟状或蘑菇烟云状），随时间延长荧光素持续渗漏。

5. 中心性浆液性脉络膜视网膜病变。其典型症状包括：视物模糊伴中心相对暗点，视物变形，视物变小（micropsia），色觉异常，对比敏感度下降，远视性屈光改变等。

6. 多见于20～45岁青壮年，男性显著多于女性，30%可双眼先后发病。60%～80%病例于3个月内自愈，但30%～50%病例可复发。5%患眼遗留严重的永久性视力损伤。

7. 首先应去除全身发病诱因，戒烟戒酒，避免劳累，禁用激素。首发3个月内的患眼可观察，严密随访。可选择的治疗方法：半剂量PDT，视网膜激光光凝（阈值下）等。

【眼底检查图像】

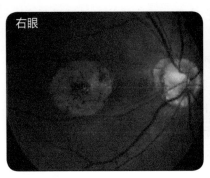 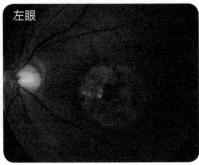

右眼　左眼

【病史描述】

30 岁男性，自幼双眼视力低下，戴镜后视力提高不明显，近期至我院就诊。

1. 患者眼底有何异常？
2. 可能的鉴别诊断有哪些？
3. 还需补充何种病史及辅助检查？

【补充信息】

遗传学基因检测示：患者及其母亲外周蛋白 -2（PRPH2）基因突变。自发荧光如下图所示。

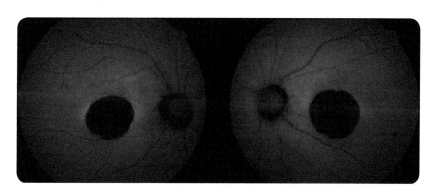

FFA 如下图所示。

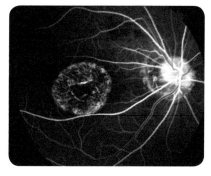 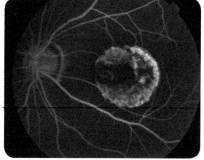

4. 患者的诊断为何？其发病机制为何？

5. 该病有哪些典型表现？

6. 该病应如何治疗？

1. 双眼黄斑区圆形RPE及脉络膜毛细血管萎缩缺失，暴露脉络膜大血管，伴视盘周围萎缩区。

2. 视锥细胞营养不良，Stargardt病，Best病，中心晕轮状脉络膜萎缩，干性年龄相关性黄斑变性，弥漫性脉络膜毛细血管萎缩。

3. 需追问家族史。可行基因检测，OCT，眼底自发荧光，FFA，视野，ERG，EOG，BCVA。

4. 中心晕轮状脉络膜萎缩。常染色体显性遗传病，定位于外周蛋白-2（PRPH2）基因。

5. 双眼发病，至20～40岁时眼底改变较为显著，表现为后极部圆形或椭圆形RPE及脉络膜毛细血管萎缩缺失，暴露脉络膜大血管。早期表现旁中心暗点，视力下降，阅读困难。OCT可表现为病变区域向后凹陷，视网膜神经上皮层变薄，RPE消失。FAF示病变区域弱自发荧光。FFA表现为RPE及脉络膜毛细血管缺失。ERG表现为轻、中度视锥、视杆细胞反应异常。EOG可为正常或轻度异常。

6. 目前尚无有效治疗。

中英文对照

J

急性后极部多灶性鳞状色素上皮病变	acute posterior multifocal placoid pigment epitheliopathy, APMPPE
急性区域性外层隐匿性视网膜病变	acute zonular occult outer retinopathy , AZOOR
急性视网膜坏死综合征	acute retinal necrosis syndrome, ARN
家族性渗出性玻璃体视网膜病变	familial exudative vitreoretinopathy, FEVR
甲状腺相关眼病	thyroid associated ophthalmopathy, TAO
交感性眼炎	sympathetic ophthalmia
结核性脉络膜视网膜炎	tuberculous chorioretinitis
结节性硬化眼底病变	nodular sclerosis fudus disease
巨球蛋白血症眼底病变	macroglobulinemia fudus disease
巨细胞病毒性视网膜炎	cyto-megalovirus retinitis, CMV retinitis

K

孔源性视网膜脱离	rhegmatogenous retinal detachment, RRD

L

卵黄样黄斑营养不良	best vitelliform macular dystrophy, BVMD

M

脉络膜骨瘤	choroidal osteoma
脉络膜黑素瘤	melanoma of choroid
脉络膜破裂	choroidal rupture
脉络膜缺损	coloboma of choroid
脉络膜色素痣	choroidal nevi
脉络膜血管瘤	choroidal hemangioma
脉络膜转移癌	metastatic carcinoma of choroids
梅毒性葡萄膜炎	syphilitic uveitis

226

P

匐行性脉络膜萎缩	serpiginous choroiditis
葡萄膜渗漏综合征	uveal effusion syndrome

Q

牵牛花综合征	morning glory syndrome
羟氯喹中毒	hydroxychloroquine poisoning
缺血型视网膜中央静脉阻塞	ischemic central retinal vein occlusion, ischemic CRVO
缺血性视神经病变	ischemic optic neuropathy, ION

S

湿性年龄相关性黄斑变性	wet age-related macular degeneration, wet-AMD
视盘小凹	pit of the optic nerve head
视盘血管袢	epipapillary twisted vessels
视乳头水肿	optic papilledema
视乳头血管瘤	optic papillary hemangioma
视乳头血管炎	papillary vasculitis
视网膜挫伤	retinal contusion
视网膜大动脉瘤	retinal macroaneurysm
视网膜分支动脉阻塞	branch retinal artery occlusion, BRAO
视网膜分支静脉阻塞	branch retinal vein occlusion, BRVO
视网膜睫状动脉阻塞	retinal ciliary artery occlusion
视网膜静脉淤滞	retinal vein stasis
视网膜静脉周围炎	retinal periphlebitis, Eales disease
视网膜劈裂	retinoschisis
视网膜前膜	epiretinal membrane, ERM
视网膜色素变性	retinitis pigmentosa, RP

视网膜血管瘤	retinal hemangioma
视网膜血管样条纹	angioid streaks
视网膜中央动脉阻塞	central retinal artery occlusion, CRAO
视网膜中央静脉阻塞	central retinal vein occlusion, CRVO
霜枝样视网膜血管炎	frosted retinal angiitis

T

糖尿病视网膜病变	diabetic retinopathy, DR

W

外层渗出性视网膜病变	external exudative retinopathy, Coats disease
无脉络膜症	choroideremia

X

息肉状脉络膜血管病变	polypoidal choroidal vasculopathy, PCV
系统性红斑狼疮相关性视网膜病变	systemic lupus erythematosus retinopathy
星状玻璃体变性	asteroid hyalosis

Y

眼底黄色斑点症（Stargardt 病）	Stargardt disease
眼内淋巴瘤	intraocular lymphoma
有髓神经纤维	retinal medullated nerve fibers
远达性视网膜病变	Purtscher's retinopathy

Z

再生障碍性贫血相关性眼底病变	aplastic anemia fundus disease
中心性浆液性脉络膜视网膜病变	central serous chorioretinopathy, CSC
中心晕轮状脉络膜萎缩	central areolar choroidal atrophy